內科學術活動 — 醫學人文有獎徵答

那一年
我們在杏林裡
找人文

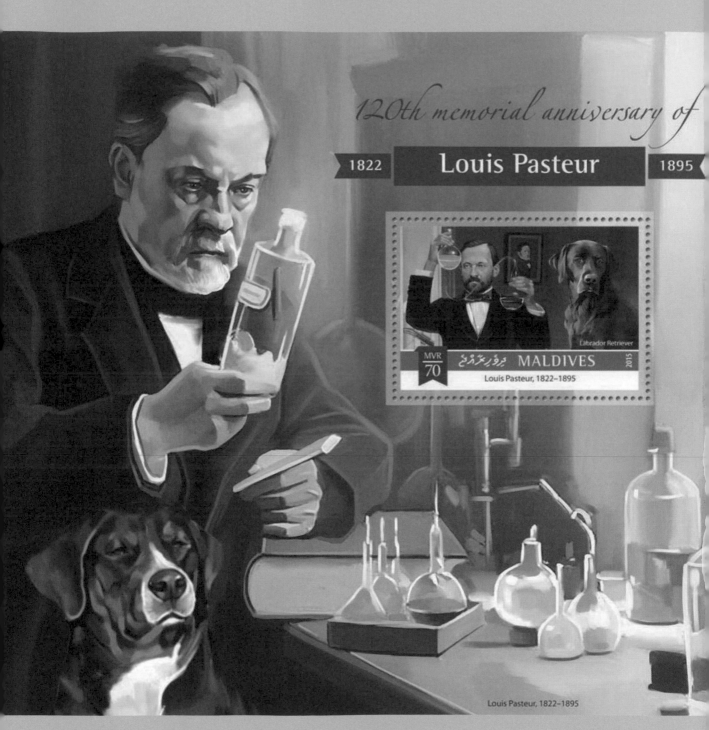

120th memorial anniversary of

1822 **Louis Pasteur** **1895**

MVR 70 · MALDIVES · 2015

Labrador Retriever

Louis Pasteur, 1822–1895

Louis Pasteur, 1822–1895

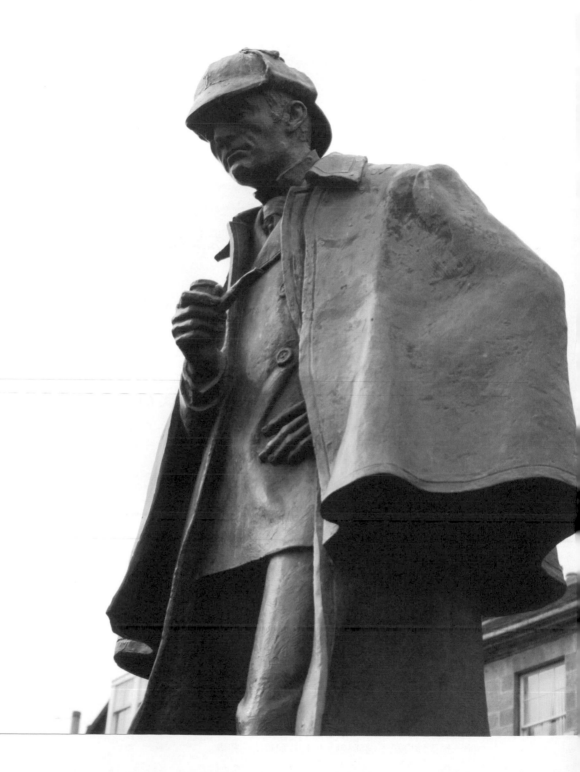

緣起　那一年

各位內科學術活動 — 醫學人文有獎徵答的學弟妹們：

在過去一年多的時間裡，我在內科部出了十二個醫學人文的題目。當初的動機是希望同學在繁忙的實習醫師生涯裡，有一個人文角落，讓同學有思考的空間。一年多來我們的作品已經累積到足夠出版一本有關醫學人文的書。在此邀請同學們共襄盛舉。

學長　曾思文 2015

左圖：馬爾地夫紀念巴斯德逝世 120 周年紀念郵票

目錄

左圖：福爾摩斯，是英國作家、醫生─柯南・道爾筆下，成功塑造的偵探角色

推薦序

於我而言，醫學生的人格培養，絕對是漫長的醫學教育中，最不可或缺的一塊領域。

身為一位內科醫師，投身醫療服務近三十年，看過許多的病人，也閱歷過各式各樣的生命故事。在治療病人的過程中，醫學知識自然是基本盤，從問診、身體檢查、診斷，乃至對症精準治療，每一項都考驗著一位醫師的專業素養與臨床經驗。但除此之外，醫學領域之深之廣，豈能單以自身學問便認為能以此走遍天下？我們是否有真的站在病人的角度，替病人著想呢？對於病人的權益與自主權，我們有給予適當的尊重嗎？面對每一位病人，我們有沒有都抱持著公平與正義的信念呢？「醫人醫病要醫心」是本院一直以來的宗旨，醫者不僅要緩解病人的病痛，同時更要醫治病人本身，以「人」為本，從根本出發，秉著關懷、同理心及仁心仁術的精神，往行醫的路上步步邁進。我想，這便是醫學人文的精隨所在。

我在擔任內科部部長期間，曾思文醫師從美國學成歸國在國家衛生研究院完成專科訓練後，任職於本院血液腫瘤科。打從認識之初，曾醫師出眾的氣度與才學便令人印象深刻。在自己的專業領域中，他持續鑽研、精益求精，言詞清晰而有條理，是學生口中一致推崇的好老師。不僅如此，曾醫師更是一位德才兼備、氣宇非凡的好醫師，他對病人的細心、用心與耐心，對同事的和善與關切，以及對自我紀律的堅持，都讓他在眾人當中脫穎而出。也是由於他學識淵博的背景，當科內決定開始舉辦每個月一次的醫學人文有獎徵答時，他實為無可取代的不二人選，自然也就順理成章地委由曾醫

師擔起這個重責大任。在他的帶領之下，科內的人文氣息可說是無所不在，每一次的題目無不別出心裁，饒富新意；有的切合時事、有的古樸聰慧，有些實用有趣、有些則發人省思。透過資料的查找、讀取，醫學生們將這些美麗的故事內化為自身的文字，與大家分享；而曾醫師也孜孜不倦地以他精闢的論點與想法，回饋給學生們。如此一來一往的互動，不但增進了師生的情感並凝聚科內向心力，更有助於這些新一代學子們對自身的醫學生涯有更多啟發與想像空間，為他們在未來長遠的醫學道路上，點亮一展明燈。

因此，這本書可說是曾醫師與許多醫學生們一年多來腦力激盪後的精華，集其獨到的見解與觀想之大成，配上多采多姿的插圖與圖示輔佐，讀來一點也不生澀，反倒顯得年輕、朝氣、有活力，是醫界所有同仁都應手持一本的讀物，不論是資深年長的主治醫師，抑或是甫入臨床工作的實習醫師們，都能從中獲得豐盈的收穫，並有所體悟與成長。不僅如此，曾醫師平易近人的文字不單只限於醫學相關領域的讀者；相反地，對於各行各業的菁英人士，乃至於社會大眾，我相信每一位讀者在翻開此書扉頁後，都能感受到那立志、溫馨的氛圍，會心一笑。

時至今日，曾醫師的博學多聞及其對醫學人文教育的貢獻依舊令我動容。再一次地，我真心推薦此書給此刻正翻開封面準備開始閱讀的各界讀者；也願再次闔上此書時的你們，已經又多想了一些什麼、或又多獲得了一些什麼，爾後，在你我各自的領域，持續地，發光發熱。

被譽為存在主義之父的丹麥哲學家索倫齊克果（Søren Kierkegaard），年輕時深受黑格爾（Hegel）的影響，甚至曾經指責蘇格拉底的思想，在於不顧及全體脈絡，而只看到個體福祉。之後齊克果察覺黑格爾建構的龐大哲學系統存在一個嚴重的盲點。他譬喻黑格爾的體系，就猶如一個人建造了一座雄偉華麗的宮殿，而自己卻廁身在隔鄰的一間小倉庫裡，自己並不居住在裡面。聲稱能夠包容一切，但是偏偏把至關重要的因素，即建構體系的那個重要人給排除出去了。

兩個世紀後，唯物史觀的幽靈，宿命地重新籠罩於現代醫療所建構的體系，也逐漸顯現出同樣的盲點，忽略了個體，也模糊了對人性（humanity）的能見度。

十九世紀末，現代醫學之父奧斯勒醫師（Sir William Osler）首先提倡以病人為中心與學習導師，重視「由病人開始，自病人引伸，於病人完成」的臨床醫學教育，他從行醫、教學、和生活當中，展現對人性的好奇與尊敬，和對醫學的熱愛。

二十世紀六十年代起始，科學的發現揭開了現代醫學突飛猛進的序幕，理性的醫療科技革命致力於尋求疾病的病理與解方，知識累積的速度已經顯著超越過往人類歷史文明所認知的總和，而且更是與日俱增，令人目不暇幾，難以停歇腳步以進行反省思考。

而最近二十年來，隨著生物科技與人工智慧驚人的發展進步，利用迅速經濟的大數據演算分析，用以發現過去需要費時幾十年才能約略形塑的疾病型態與表徵。而生物科技的發展已經建構成熟的組

學研究（omics）機制，能夠精確的描繪致病機轉，並篩選出可以用藥治療（druggable）的關鍵作用點。標榜精準醫療（precision medicine）或是個人化醫療（personalized medicine）已經成為現代醫療的主軸基調。重視疾病分類分期與標的性治療指引的醫療巨浪成為顯學。然而所費不貲的醫療投資成本與預期 收益報酬，以及過度的想像期待的治療效果，也激盪出對於階級差異與社會正義的檢討，對於人性與倫理的挑戰。科學化、系統化、和標準化的醫療只能看到疾病（disease）卻模糊了生病的人（illness），強調標準作業流程式的精準檢查或治療，卻忽略了同理溝通的溫暖療癒。於是現代醫療科技再次建構了黑格爾式的宏偉奇蹟，而每個活生生的個人隱身其中，卻被迫身處邊緣而難被尋覓。

在目前醫學院裡的醫學人文教育課程（formal curriculum）裡，或許仍是為了勿忘初衷的本心，也或是應對評鑑審查的制約。無論目的導向為何，無論屬於主題式或是縱貫式課程，通識人文與倫理思辨相關課程相對性地被擠壓，必須卑微地在主流專業課程中掙扎求生，但是依然點綴性式地綻放微光，捍衛著醫學教育中最後一塊理想中的應許之地。而傳統升學主義填鴨式教育訓練，對於學生的學習態度與思辯能力的負面影響，已經被廣泛檢討與論述，無須贅論。科目化醫學人文課程的教育成效，最終也很可能僅是醫學系學生學期成績表上的另一個被計較的數字。規範式的教條或律則難以激發年輕靈魂的熱情感動，更無法使其同理關懷臨床生命故事的底蘊深度。醫學生就如同熟記海圖卻無出海航行探險經驗的水手，或

- 續前頁 -

許琅琅上口希波克拉底的醫師誓詞，或許應答如流於醫學倫理四原則，但是卻忽視了病患陷於苦痛焦慮身心交迫的靈魂。然而，最能銘刻化育人心的，經常都是彰顯人性的真實故事以及引發批判反思的典範學習。

「那一年，我們在杏林裡找人文」的作者曾思文醫師是高我兩屆的學長，是一位知名的腫瘤內科專科醫師，出生於傳統醫師世家。他自小啟蒙於小鎮醫生的阿公的日常，在阿公診治鄉下純樸患者的執業中，耳濡目染地體驗到做人的基本教養與醫師的專業素養。他在擔任中山醫大附設醫院內科部教學副主任時，規劃主導了內科部醫學人文系列課程。曾醫師精選了十二個醫學相關的人物、事件或圖騰（像）為主題，引導鼓勵實習醫學生學習收集資料、敘事評論、形成知識、之於典範實踐。主題中，有理性的實證科學論證，亦有感性的人性倫理關懷；有邏輯推理的雋永，亦有正義公義的堅持；有歷史圖像的故事，亦有當代人物的生活。雖然學生受限於專業臨床經驗的不足，體會理解未必能深度浸潤至價值核心，也陌生於運用批判性思考（critical thinking）與自我反思（self-reflection）的技巧，年輕的初學者們仍然踴躍地回應主題，盡其認知地論述自己的觀點。曾醫師將學生們的作品集結成冊，補充了豐富的相關資訊與圖像，並且加註了深具濃郁人文底蘊的觀點，理想與意念的傳達不限於有形的文字本身。同時，也形塑了有道德的醫學教育者應有的教養與典範。這是一本值得細膩品味的溫馨小品

年輕醫師常常忙碌於勞動工時的計較與健保給付的制約，經常性

地抱怨過勞與倦怠（burnout），而忽略了醫療志業的本質。醫療是一個人與人互動的關懷過程，奠基於對人性的尊重與對生命的熱愛。每一個病人都有精彩的人性故事，都有需要深思的倫理議題。杏林裡真實感動的人文故事更是洋溢地俯拾皆是，靜待園丁們體驗感受。靜心浸潤於滿溢人文關懷的臨床場域，

　　必定是能堅持初衷而且能保持熱情與復原力（resilience）的良方。認知體驗到「病袍之下，是個真真切切的人」，也能醒覺到原來「白袍之下，也是個真真切切的人」。

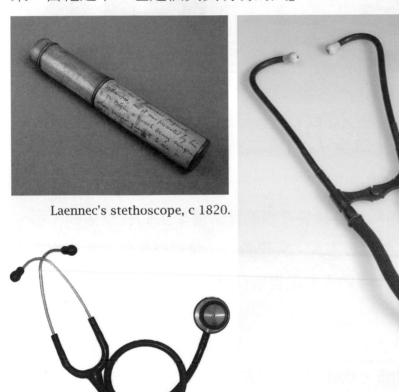

Laennec's stethoscope, c 1820.

Modern stethoscope

Old stethoscope

上圖：聽診器一直是醫師的代表

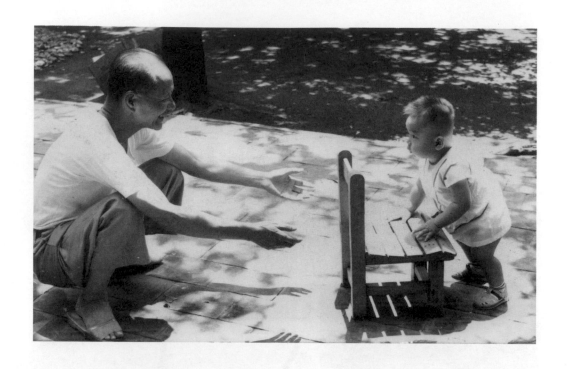

阿公的診所

2014 年 8 月，內科部要我負責規劃實習醫學生的教學活動，那時候剛好報紙有些學者投書說：大學教育（包括醫學院）太注重專業科目，卻忽略了學生的人文素養培育！

小時候，很喜歡去阿公家，我說的是民國五十年代台灣的南部鄉下。阿公是位醫師，我每次去幾乎都會在阿公的診療室，看到一籃籃的雞蛋以及各種新鮮的蔬菜水果，這些都是來看病的人帶來的。有時候，帶雞蛋來看病的人要走的時候，我阿公會讓他們帶一些蔬

菜水果回去，而那些拿蔬果來的，就讓他們拿雞蛋回去補身體！後來我知道，這些病人因為沒有錢看病，所以會帶他們自己的農產品來當診療費用，我阿公也樂意接受。我不知道這是不是所謂的人文教育，不過這些兒時印象對我未來當醫生有很大的啟發作用。那麼，到底什麼是人文呢？北宋理學家伊川先生程頤的著作，伊川易傳中有提到：天文，天之理也；人文，人之道也。所以人文教育簡單的說，就是要學習如何做人，如何成為更好的自己（To Be A Better Man）。厚德載物是很多人的家訓，物就是我們的福報（財富、智慧、名望…），德就是按照老天爺的道理去做人做事，善事做多了才會有福報。這個德就是人文，也就是教養。

成大醫學院創院院長黃崑巖教授曾對教養做如下定義：教養為內在自我的教育，對自己在宇宙、社會的定位有清楚掌握與認知，對周遭生物的生存權利有敏感度，對別人的感受有所尊重，具強烈正義感，知道如何節制自己，擁有具目標的人生觀，擇善原則，有敬業精神，體貼別人。我很喜歡黃教授對教養下的定義，我心目中幾位相處起來很舒服，而且總是會給我收穫的人大多會符合這樣的定義，而且定義中沒有提到所謂藝術文學修養，比如繪畫、音樂、詩詞的薰陶，因為即使這方面的造詣很高，可是沒有符合這些特質，比如節制自己、體貼別人，我也不太認為這人的人文教養會有多好！這也就是為什麼一位一生遵守著春耕、夏耘、秋收、冬藏、敬天、謙卑的退休老農夫，是我心中尊敬的前輩。

教養既然是一種內在自我的教育，所以從某方面而言，人文這一門學問是沒辦法教也沒辦法速成的。要如何成為一個具備人文素養更好的自己？一個有效的啟發方式就是透過歷史上或現實世界中的典範來學習。就像我小時候在阿公的診療間看到的那些雞蛋與生鮮蔬菜。觀念的啟發也許可以透過教育系統來學習，但是絕對不是只有教，一定要透過討論，這樣才會有反省思考，變成自己哲學的一部分，師生才會一起進步，這叫做教學相長！

醫學人文教育也就是希望能培育更多醫學生能適任未來的臨床角色，當我們醫者變好了，我們才更有能力去幫助病人，讓整個社會更美好！在醫學院任教多年，常有得天下英才而教之的喜悅，在專業上，聞道有先後，我們當然會比學弟學妹們更有經驗，但在知性或感性等的內在修為上，其實有不少年輕學子的見識是在所謂的老師之上的！

2014 到 2015 年間，我在內科部一共出了十二個題目，與來實習的醫六及醫七學生們一起討論醫學人文。題目中提到的一些人物，一定都曾在每個知識分子的思想人格塑造過程中，產生或大或小的漣漪。我自己是很感謝這些歷史人物，在我還是懵懂無知慘綠少年的時代，知道曾有這樣的人物做過那樣的事情，提供了一些線索讓我思考，自己的人生該怎麼走會比較有意思！我們在每個月第一個星期的內科部晨會，發表當月的題目，有興趣的同學會有一個月的時

間把他們的心得作品傳到專屬信箱，我會在每個月最後一個星期的內科晨會上，把同學的精彩作品與大家分享，然後再補充一些自己的看法。有些題目同學反應很熱烈，但有些題目也許不夠大眾化，所以提交的作品就比較少。但不管怎麼冷門的題目，至少都會有一個學生提出他們的看法，而且常常就是那位我印象中非常人文的那位學弟或學妹。學生作品的遣詞用字，通順與否，當然有高下之分，但是思考角度與言論觀點都是獨立無價，作品內容雖然也有重疊的部分，但基本上，我還是放上大部分有提交的學生作品，提供大家參考。這本書的編排，在題目之後，先放上學生的作品，我的補充則放在最後，就像當年在內科晨會上的討論順序一樣。

曾思文　醫師

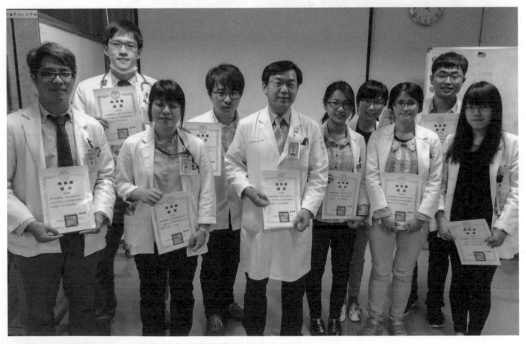

上圖：內科學術活動 — 醫學人文有獎徵答部分參與學員

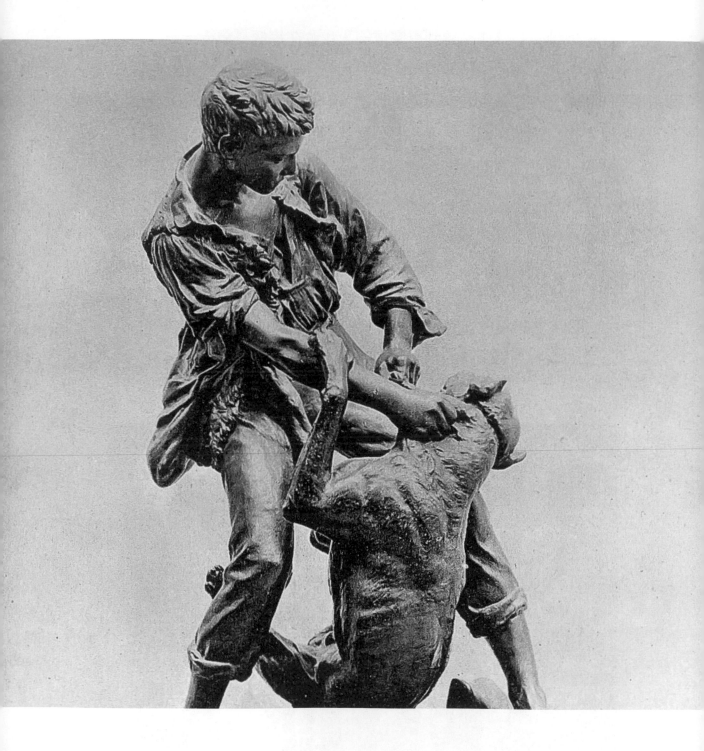

16

巴斯德
雕像背後的故事

Q：這尊青銅製的雕像位於法國「巴斯德研究所」[1]的花園裡，
請敘述你對這雕像背後故事的感想。
巴斯德[2]的一生，無論是科學事蹟，還是生活軼事，
哪一件事情你最想與大家分享？

---

1. 巴斯德研究所：Institut Pasteur
2. 路易・巴斯德：Louis Pasteur, 1822 - 1895

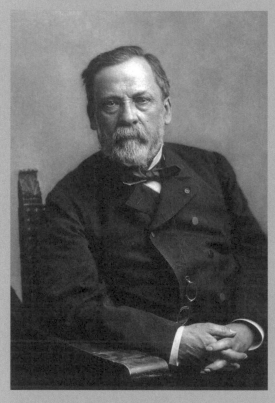

微生物之父巴斯德，於 1885 年藉由從感染到狂犬病的兔子脊髓萃取出狂犬病疫苗，打在健康的 40 隻狗身上，以漸進性的給藥方式，每天都給予比前一天來要強的藥量。經過這樣的實驗，後來發現那 40 隻狗就算經由腦部注射狂犬病疫苗也都不會得病。當時有一位母親帶著他被狂犬病犬咬傷的九歲兒子來拜訪巴斯德，並懇求巴斯德為她兒子進行治療，接收了第一次狂犬疫苗救治的這位男孩並未發病；緊接著又治癒另一位被狂犬病犬攻擊的牧童，巴斯德研究所前的雕像呈現的就是牧童和瘋犬纏鬥的場景。回過頭來看巴斯德這項創舉，不僅僅造福了當時很多人，也開創了疫苗的新概念。然而，從現今的角度來看，巴斯德這個被世人所感念的發明，其實有很多可詬病之處：

(1) 當初接受第一劑疫苗的男孩可能沒有發病，不需施打疫苗。

(2) 牽涉動物實驗相關的道德問題。

(3) 在當時尚未通過安全人體實驗的疫苗，第一次就施打在病人身上，以現在的角度來看，演變成醫療糾紛的可能性很高。

我想，要成為現代巴斯德，除了要有智慧，還要更有膽識，才能跨越這重重的阻礙，在科學史上寫下跨時代的成就。

黃萱

以前對於路易‧巴斯德這位科學上的偉人，最大的印象便是以特製的鵝頸瓶做實驗，證明在煮沸的肉湯中即使久置也不會增長細菌，由此否定當時主流認為的無生源論（Abiogenesis），而支持"生物皆源自於生物（Living cells can arise only from preexisting living cells.）"的生源論（Biogenesis）。而其在細菌學上的開創與奠基，更讓他享有"微生物學之父"的聲譽。

1880 年代，巴斯德開始著手研究令人聞風喪膽的狂犬病，在顯微鏡下觀察被感染犬隻的腦脊髓液都無特別發現，但是將其注入正常犬隻時，這些動物也開始有了狂犬病症狀，由此巴斯德推測可能有比細菌更微小的病原存在。1881 到 1885 年期間的研究中，巴斯德為了能更有效率地從生病的犬隻口中得到足量唾液，曾經請助手將狂犬固定好，親自以口含玻璃滴管的方式對著狂犬的嘴巴一滴滴吸取唾液，如此以搏上自己性命來促成實驗進行的舉動真的讓我很驚訝，也佩服不已。

經過不斷努力，巴斯德於 1885 年以減毒的方式（Attenuation of virulent microorganisms）研製出減毒狂犬病疫苗，起初這些疫苗只在狗兒身上使用，並無在人體上試驗成功過，但同年 7 月 6 日有位名叫 Joseph Meister 的九歲男孩不幸被狂犬咬傷，其母親前來拜託巴斯德治療她的孩子，巴斯德在實驗與醫學倫理中天人交戰，最後下定決心治療男孩，他每天為男孩注射一劑減毒疫苗，並隨天數增加疫苗強度，經過十三劑疫苗注射後，男孩並無狂犬病發作，這項結果被視為狂犬病疫苗研究上的里程碑，Joseoh Meister 亦感念在心，於後半生自願擔任 Institute Pastuer 裡巴斯德碑墓的看守人。

如同許多默默耕耘的科學家及研究者，對於生命、自然、宇宙，如果能因為自己的好奇心、熱忱、力量而讓大家對這世界的探知更進一步，同時幫助到某時某地的某群人，甚至引發更多貢獻的思維。

王麒惠

法國的葡萄酒業非常有名，但是久置的啤酒和葡萄酒會變酸。里爾釀酒商向巴斯德請教如何防止酒變酸。巴斯德首先研究了酒的發酵過程。他發現發酵是因為微生物（酵母菌）的增長造成的。酒變酸和發酵類似，不過是由不同的微生物引起的。巴斯德的發現改變了以往認為微生物是發酵的產物，而發酵是一個純粹的化學變化過程的錯誤觀點。同時巴斯德通過大量實驗提出：環境、溫度、pH 值和基質的成分等因素的改變，以及有毒物質都以特有的方式影響著不同的微生物。他隨後創立了「巴斯德消毒法」（60~65 攝氏度作短時間加熱處理，殺死有害微生物的一種消毒法）並應用在各種食物和飲料上。

1862 年，巴斯德經多次實驗，終於以鵝頸瓶進行實驗，證明煮沸的肉湯內，不會增長細菌；因此否定了認為「生物隨時可由非生物發生」的自然發生說（無生源論、自生論）。他提出「一切生物來自生物」的結論（即生源論）。

除了發現防止紅酒變酸的方法之外，巴斯德也找到了導致蠶生病的原因。他的研究成果捍衛法國在絲織產業與時尚工業的優勢地位，這又是一樁足以令全法國人向他致敬的傑出成就。他接著將研究範圍拓展到家禽、家畜與人類疾病，更透過研究疫苗，證實其功效。巴斯德提出了預防接種措施，認為傳染病的微生物在特殊的培養之下可以減輕毒力，變成防病的疫苗。他於 1881 年著手研究狂犬病，1885 年以減毒的方式（The method for attenuation of virulent microorganisms）研製出減毒狂犬病疫苗，巴斯德的名聲引來大西洋彼岸的求助，當時美國新澤西幾名男童遭到感染狂犬病的犬隻攻擊，性命垂危。這起新聞引起美國民眾的重視，自發集資協助這幾名男童跨越大西洋至巴黎，尋求巴斯德的救助，而巴斯德也不負眾望，利用他研究出的狂犬病疫苗，接連治癒多位被狂犬病犬咬傷的病患。至此，巴斯德已經是跨越歐陸國界及大西洋隔閡的知識英雄。

譚詠康 9901101

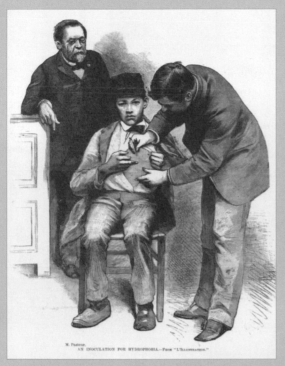

就這個雕像的故事讓我印象深刻，我想巴斯德投入研究流行病學的主因，可能就是巴斯德跟他的妻子生了五個小孩，卻有三個死於傷寒。我想任何一個身為父親的人，若是自己的小孩，有三個都死於同一種不治之症，應該都是悲痛萬分的吧！巴斯德研究所的雕像，紀念的事件就是有個男孩 Jean-Baptiste Jupille 被染上狂犬病的狗咬傷！而巴斯德所研究出的狂犬疫苗，施打在這位小男孩身上，以避免感染得病的危機！我想就如最近非常熱門且凶狠，在西非造成重大疫情的「伊波拉病毒」一樣，若是疫苗將來也可以順利問世，對世人而言，也絕對是一大福音！

面對這個未知且浩瀚的病毒細菌領域，我想人類除了存著更謙卑的心來去面對之外，也要繼續更深入去了解它們。在宇宙的主宰眼中，我想我們就是那麼地渺小與無助；現今世上還有許多待解決的疾病，e.g. AIDS or Cancer，除了祈求上天給我們人類更多的智慧與線索來了解病症之外，我們也要竭盡所能地為我們所生活的土地貢獻出我們所擁有的。不是為了求功名利祿，而是為了這整個國家及世界更加的美好。人生很短暫，但記憶卻是長存的，若是可以透過我們的所作所為，對這個世界造成任何一點影響的話，我想我們都應該盡力去做，讓這個世界留下美好。

吳易軒 9901042

上圖：巴斯德和治療中的牧童 Jean-Baptiste Jupille

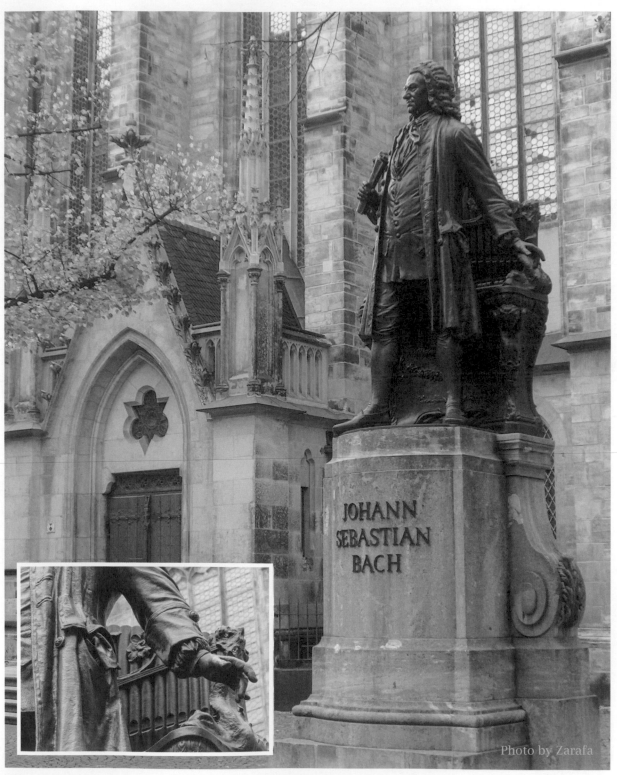

JOHANN
SEBASTIAN
BACH

Photo by Zarafa

有歷史的地方處處都是人文，好的人文歷史就是前人的行為與事蹟，留下對後人的正向力量。

小時候去野柳看到林添禎塑像就想到課本中提到他捨身救人的義舉，印象中他捲起雙袖手拿繩索，眉宇軒揚。這銅像讓遊客對野柳多了一個人文的印象，也讓這美麗的地方不是只有女王石、仙人履，還曾經有過這樣的一位英雄，義舉雖然功虧一簣，但精神長存，這就是好的人文。

造訪德國來比錫時，去看了當年巴哈服務的聖湯瑪士教堂，想當然爾，教堂外就豎立著巴哈的雕像。若這雕像就只是他的人形，大概遊人也不會留下太多深刻的印象，因為大家對巴哈的音樂事蹟早已耳熟能詳。幽默的是，這銅像衣服的左側口袋刻意外翻，作者要表現的是這音樂奇才當年家中人丁眾多，經濟拮据，因此他需要多創作才能過生活。看過這雕像的人，他們記憶中的巴哈應該是：雖然貴為音樂之父，還是得為現實的生活而奔波吧！

走過有歷史的城市，有旅遊經驗的人，一定常常會與一些有意思的藝術作品、歷史雕像不期而遇，若知道他們的故事背景，常會會心一笑。若覺得陌生，詢問後也常得到令人驚艷的人文點滴，真的是處處是學問！

當然，我們也曾看過被潑上油漆的人物雕像。沒有意義的銅像隨著時代的演變，可能終究會被厭惡唾棄，但有意義的銅像則歷久彌新。其實紀念一個人，未必要呈現他的身影，好的事蹟永遠是個最好的紀念品。我想位於巴斯德研究院園區內的野狗與牧童的雕塑就是如此。

巴斯德是一個化學家，但他一生的成就都與醫學息息相關，包括他最偉大的發明：狂犬病疫苗。巴斯德的成就那麼高為什麼沒有得諾貝爾獎呢？因為第一屆諾貝爾獎始於 1901 年頒發，而巴斯德在 1895 年過世（1822-1895）。

有同學提到與巴斯德同一時代的匈牙利醫師塞麥爾維斯（Ignaz Semmelweis, 1818-1865）的事蹟，真的是非常令人讚賞。這讓我想起同一時代的另外兩位偉大人物：提出進化論的達爾文（1809-1882）與近代遺傳學的創始者孟德爾（1822-1884）。

常聽到「性格決定命運」這句話，一個人是不是能在他的時代揚名立萬，除了品德學識之外，機遇也很重要。歷史上有太多所謂懷才不遇的例子，但這所謂的懷才不遇，有些是後人添足的評論，有些當然是人物本身的感觸。相對於巴斯德細菌學說享譽當代，名利雙收。塞麥爾維斯的研究因為不能被當時醫界主流接受而身心受創，

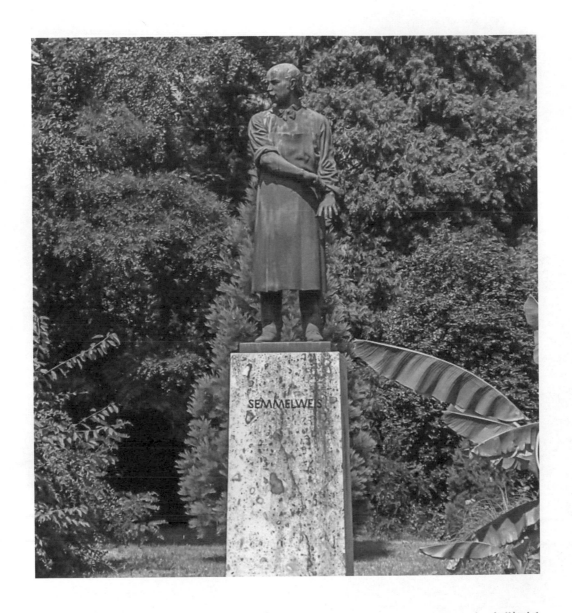

終於抑鬱而終。塞麥爾維斯認為用氯化碳水洗手，可以大大降低
產褥熱的發生率，這是個偉大的里程碑，他的發現走在時代之前，
那時巴斯德的細菌學說還未成形，但他相信產褥熱與某種毒素有關

上圖：塞麥爾維斯（Ignaz Semmelweis）在德國海德堡的雕像

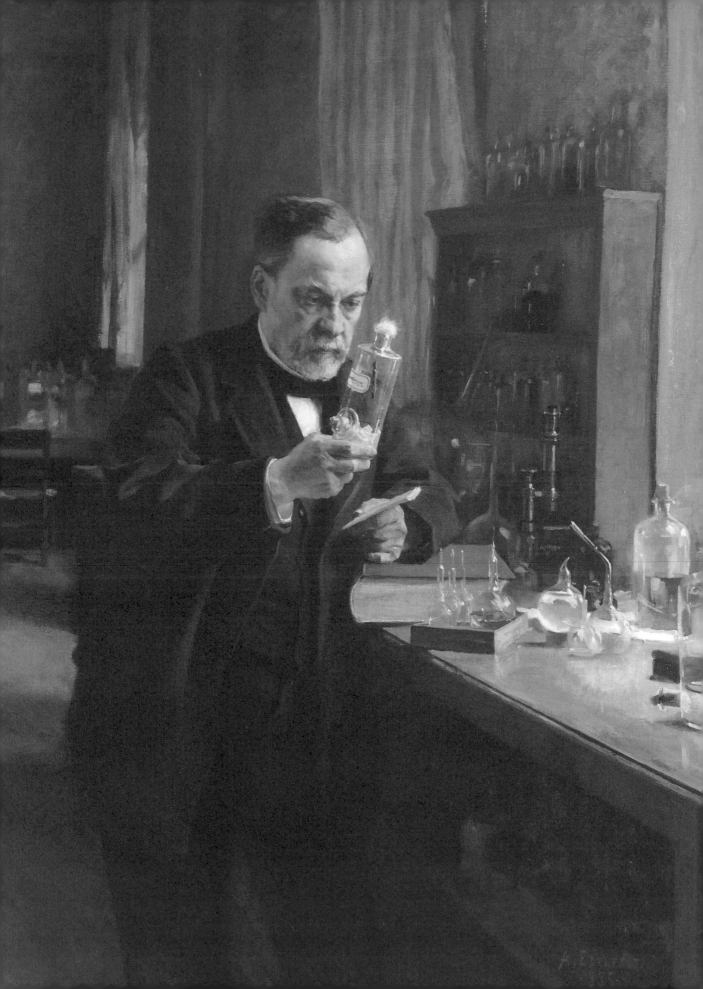

係，他有很好的實驗數據來證明消毒雙手的好處！但也許是個性的關係（塞麥爾維斯性急、好辯論且易怒）或溝通技巧的問題，使得這理論沒有得到當時所謂大學者的認同。如果他能好好解釋他的理念，與其他醫院的醫師溝通合作並重複他的實驗結果，也許塞麥爾維斯會有一個比較快樂的人生結局。

十九世紀後半葉是達爾文的時代，因為達爾文進化論耀眼的光芒，所以孟德爾的碗豆實驗在當時也沒受到重視，一直要到「植物雜交的研究」發表 25 年後，才分別由三位不同國籍的學者重新發現並證實，那時候孟德爾已經過世了。

發表論文之後三年，孟德爾當了修道院院長，此後忙於院務，他就比較少進行科學研究，他終生受到同事與教友的愛戴。雖然一直到臨終都沒有人承認他是個偉大的科學家，不過孟德爾很有自信，他相信後人終將了解他研究的重要性，屬於他的時代一定會來臨。He was right ！

社會的時代潮流，不一定會站在正義的這一方！就如同巴斯德的名言：機會是留給準備好的人（Chance favors the prepared mind.）！我們只要去做自己喜歡做的事，做自己認為對的事，至於所謂的歷史定位就留給後人評論吧！

左圖：在實驗室的巴斯德（Oil on Canvas by Albert Edelfelt in 1885）

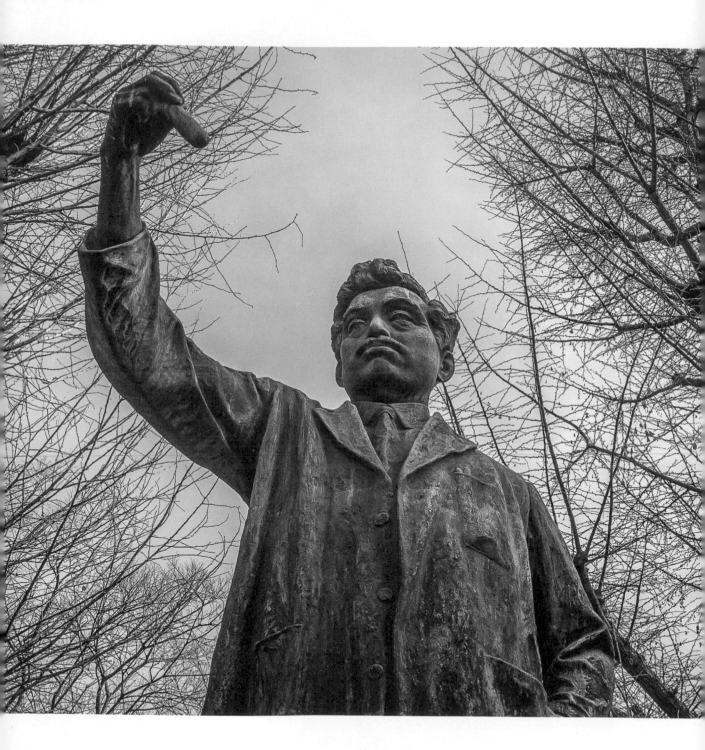

野口英世
沒有人是完美的

Q：野口英世[1]是一位沒有受過正統醫學教育的醫生，為何能成為 2004 年 11 月改版後的一千日圓紙幣上的肖像人物？有不少學者認為野口英世的科學成就與品德瑕疵，並沒有偉大到足以為後人典範，請敘述您的看法。

---

1. 野口英世 1876 - 1928

野口英世，以一個偉人的形象在日本人的心中被認知，小學課本和很多寫給兒童看的偉人傳記中都能找到他的蹤影，在日本是一位人人知曉的醫學家。他出生於貧困的家庭，小時候意外灼傷左手，受到嘲笑欺負，但他卻不為命運所屈，奮發向上，考取醫師執照，並到海外進修，致力於梅毒、黃熱病的研究，拯救受苦的世人，最終卻死於他自己所研究的黃熱病。

他母親沒受過什麼教育，自責自己的疏忽讓兒子受傷，於是努力工作供他念書，野口在國外成名後，識字不多的母親用簡單的字句，寫了一封感人肺腑的信關心兒子，表達思念之情。我詢問過很多日本朋友，幾乎每個人對於這些事蹟都倒背如流，可見他對於日本人影響之深遠。

2004 年新日幣發行，野口英世被選為千元鈔票上的肖像人物，日本政府的理由是：「在經濟困苦的成長背景下，卻留下許多廣為後世流傳的佳績」。當時的日本想要改變以往以政治家為中心的建國理念，將重心拓展到學術發展，期望以文化立國，我想，或許就是這樣一個時代背景的反映吧。

諷刺的是，上了紙鈔版面的野口，有關金錢使用的私德問題卻備受爭議，他多次將牙醫血脇先生贊助他的研究資金拿去飲酒嫖妓揮霍，然後以結婚詐騙方式騙取金錢供留學使用。學術方面，當時電子顯微鏡尚未問世，他卻宣稱自己發現那些後來證實是病毒引起之疾病的病原菌。但令我驚訝的是，知道這些負面傳聞的日本人其實不多，近幾年才漸漸有學者開始討論，一般人知道的甚少，尤其在我祖父母那一代，野口英世幾乎直接和偉人畫上等號。

從時代背景推測，當時的日本正積極拓展殖民地和參與國際事務，野口英世是少數在國際間受到肯定的大人物，也因此被政府拿來當作愛國教育的教材，穩定民心也激勵士氣。我想，或許因為當時資訊不發達，且言論自由並未被重視，「國民英雄」的私生活就這樣被埋入檯面下，偉人的形象在漸漸開放的戰後仍持續被歌頌至今。

陳映綺 9701005

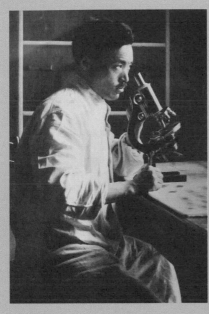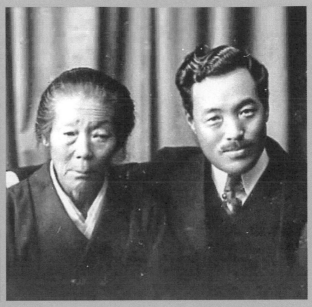

後人對野口英世的評價有褒有貶。對他生涯的看法更是非常詭譎有趣，從聖人到「無恥」之徒都有。或許殘障的手改變野口對命運的態度，靠著自修通曉幾種外文，展現語言天分，這也是讓他名揚國際的敲門磚。

　　各種研究中以"克立勇氏病"的病因微生物的研究（從腦脊髓癩瘓病人的脊髓及腦內發現了梅毒螺旋菌），還有一些細菌學的成就，最為醫界稱道，使他幾度被提名為諾貝爾生理學或醫學獎。但培養出梅毒螺旋菌的實驗則因為沒人可重複而被懷疑；發現黃熱病、沙眼、狂犬病、小兒麻痺等的致病微生物更被後人否定。他對黃熱病的研究爭論最多，為了黃熱病，他到中、南美洲研究，最初可能從診斷錯誤的病人中分離出來，可是他堅持沒錯，一錯再錯。為了更進一步探討他的黃熱病理論前往西非，不幸在當地感染黃熱病逝世。

　　野口英世生前及死後獲得不少榮耀，但質疑也不少，討論科學的弊端時，他常被提及。但他在醫學史上的貢獻是無庸置疑的。他勇於嘗試和不畏流言蜚語的精神還是非常值得我們學習。

侯采妤 9701087

上圖左：實驗室的野口英世；上圖右：野口英世與母親

世人對野口英世這位享譽國際的醫學家毀譽參半，也讓他的生平有別於一般頂著光環的聖人，具有更滲透人心的生命力。讓我印象最深刻的是他求學的心路歷程，從小就有左手殘疾的他，在嘲弄和蔑視下成長。儘管不是很正向的助力，卻也刺激他努力向上。一路遇到許多貴人，包括治療他的渡部醫師以及資助他的血脇先生。渡部醫師算是野口英世生命裡的一處溜灣，引領他走向醫學之路；而後的血脇先生則前前後後的給予他許多金錢上的援助。然而野口英世揮金如土，雖然身懷壯志，卻缺乏計畫和抗壓性。這裡我就不太認同血脇先生的做法，既然明白野口屢屢借貸，應該督促野口有效的善用這些金援；而非任憑他失意時就消極酗酒，沒錢時就偷書來賣甚至詐婚。最後，血脇先生更為了他去借了高利貸，讓毫無計畫的野口英世前去美國一闖。

　好在這一闖讓野口在血清學的領域上，以蛇毒實驗一鳴驚人，開始奠定在醫學界的地位。之後的梅毒螺旋體和黃熱病，卻也因為他的剛愎自用，不接受他人的指教，而衍生許多弊端和爭議。為了研究黃熱病，他更遠度重洋到非洲迦納，最後卻也因黃熱病，病逝於迦納。

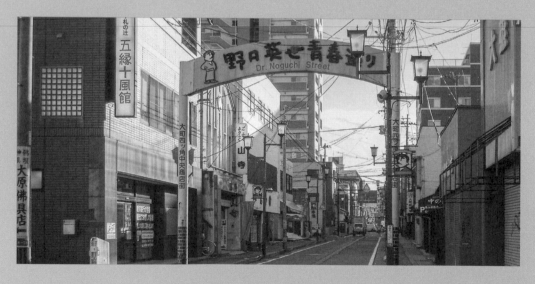

黃　萱 K97013

上圖：野口英世青春通，紀念 16 到 19 歲時曾經住在會津若松求學苦讀的野口英世

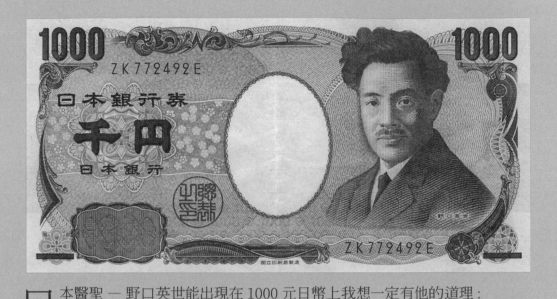

日本醫聖 — 野口英世能出現在 1000 元日幣上我想一定有他的道理：

1. 野口英世從小貧窮，左手嚴重燒傷形同殘廢，即使想學醫卻百般受到傳統醫界的排擠、刁難。這樣背負著社會與經濟壓力的小孩最後能夠一躍變成享譽國際的學者，無疑是一篇激勵人心，再好不過的故事，勉勵著大眾只要專心致志持續努力，不管出身如何一定能在自己的領域發光發熱！

2. 就像台灣籃球界的林書豪，棒球界的王建民，時尚界的吳季剛等等，通常人們對於能夠幫助自己國家在國際打響名號的人物是崇拜的，是羨慕的，而且相信在日本當時的環境下，能夠如同野口英世般受到各國學者推崇，馳名世界的人應該也不多，因此他能以英雄式的姿態存在於日本社會也不意外！

3. 醫學本來就是日新月異的一門學問，今天是對的東西或許明天就會立刻被推翻，因此即便當初的科學研究結果是受人爭議的，但扮演著先驅者的野口英世仍然功不可沒，老師也常說，就算現在研究做出來是失敗的，也代表著你排除了一個可能性，提醒著後人不要再重蹈你的覆轍，這樣相互的結果醫學才可以越來越進步！

許家瑜 9901016

上圖：日本千圓紙鈔上的野口英世

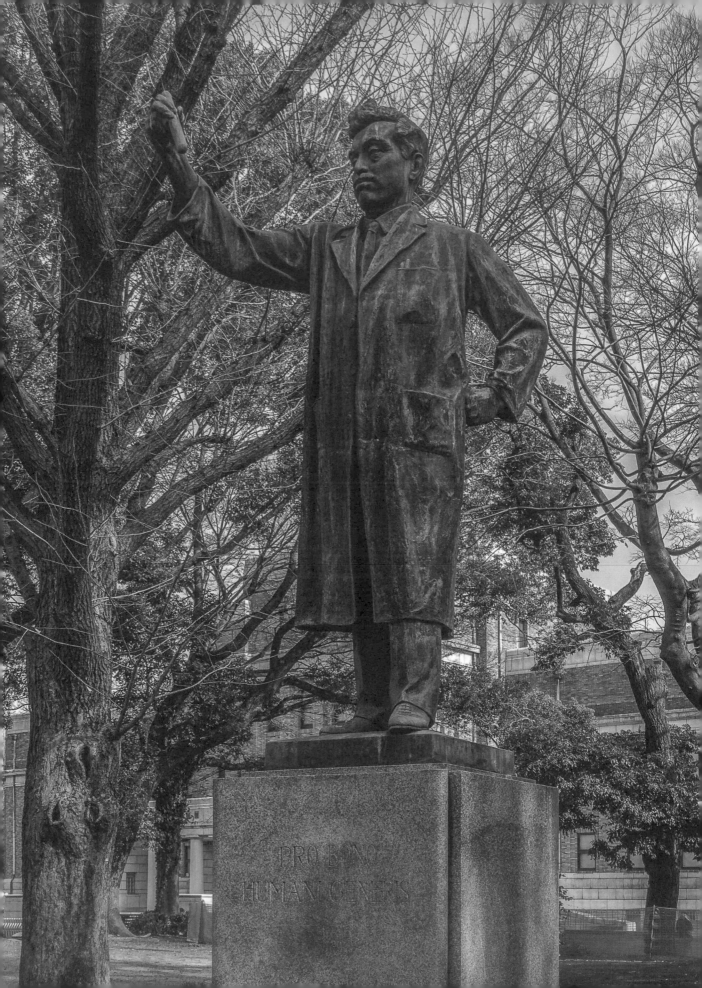

野口英世在日本民間的聲望非常高，要想知道一個國家的歷史人物受不受歡迎、有沒有被重視，問他們的小學生就知道了！據信百分之九十以上的日本小學生都知道野口英世這位「日本醫聖」、「日本的史懷哲」。日本知名漫畫家陸奧利之的「野口英世物語」在日本不僅是中小學生常看的勵志書籍，大人也喜歡看，在台灣也有中文翻譯版。日本醫師作家渡邊淳一因為長篇小說「失樂園」被拍成電視連續劇和電影而為台灣讀者熟知，也曾經以野口英世的一生為背景創作「遙遠的落日」一書，並贏得日本 1980 年的吉川英治文學獎。在他的家鄉福島縣有為他設立一座「野口英世紀念館」介紹他的一生，日本政府曾於 1949、1999、2008 與 2013 年四度發行他的郵票，更於 2004 年取代日本「國民大作家」夏目漱石（1867-1916），成為日幣 1000 元紙鈔上的人物，可見日本人對野口英世的崇拜。

的確，野口英世的奮鬥史包含了所有勵志故事所需要的元素！他家貧、孝順母親、沒有背景，左手因幼年時被火燒傷而有些殘障，常受到歧視與欺負，但靠著頑強的毅力與天份，一路半工半讀，在沒有接受所謂正統的醫學教育下，在 20 歲自學取得醫師開業執照證書，著實不容易。當醫師需要臨床經驗，因此，必須申請到大醫院去實習。可是在講究血統純正、名門大學畢業、與菁英政策的日本醫界裡，根本看不起野口英世的出身，再加上他曾經受傷的左手，

左圖：東京上野公園內國立科學博物館前的野口英世銅像

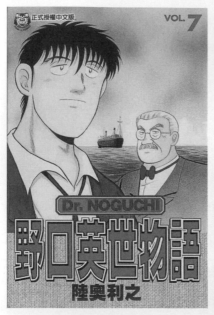 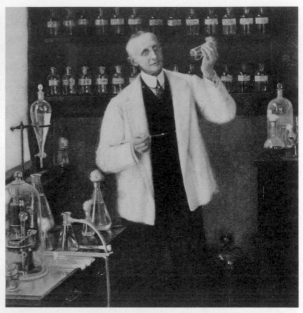

所以,他在當時完全沒有機會成為一名臨床醫師。聰慧如野口英世者,應該有體會到以他的學經歷,要在未來的日本醫界或研究領域安身立命,恐怕不是一件容易的事,也許放眼海外才是他真正的舞台。而他也把握了 1899 年美國知名的醫師兼病理學家賽門弗萊克斯納(Simon Flexner, 1863-1946)來日本訪問擔任翻譯的機會,詢問去他實驗室工作的可能性,並做了改變他一生最重大的決定:離開日本,遠赴美國重新開始。他積極的態度,確實又果斷的掌握了自己的命運。

他 1900 年到美國後開始做的是蛇毒血清的研究,出色的工作成果奠定他事業的基礎,而真正讓他在科學界揚名立萬光芒四射的,

上圖左:東立出版社「野口英世物語」中譯本;上圖右:賽門弗萊克斯納醫師(Simon Flexner)

是 1913 年在梅毒病人腦中發現梅毒螺旋體，證實梅毒會造成腦神經病變導致動作失衡，也就是末期梅毒的腦膜腦炎症狀。最原始的梅毒螺旋體（Spirochaeta Pallida 或 Treponema Pallidum）並不是野口英世發現的，而是由兩位德國動物學家 Fritz Schaudinn（1871-1906）和 Erich Hoffmann（1868-1959），在 1905 年從一位二期梅毒女性病人的皮膚丘疹上培養出來。

成名後，野口英世在美國與歐洲許多國家巡迴演講，並接受他們頒贈的皇室勳章與榮耀，包括丹麥、西班牙、瑞典等，當然還包括日本皇室。根據諾貝爾基金會最近公開的檔案，野口英世曾多次被提名角逐諾貝爾生理醫學獎，包括 1913 - 1915、1920、1921 以及 1924 - 1927，在那個時代，以一個東方人身分在白人主宰的科學領域中能達到如此成就，實在是非常的不容易。出國 15 年後，那時野口英世已是全球知名人士，出國前他曾在老家門柱上刻下「不成功、誓不返鄉」的立志語，終於在 1915 年載譽歸國。那時日本各界都極力歡迎他，邀請野口英世演講，唯獨日本醫界對他相當冷漠，一場學術演講也沒舉辦，也沒有討論任何研究合作計劃。

默默無名時日本醫界排擠他，在回國前，1909 年京都帝國大學、1914 年東京帝大也分別頒發榮譽醫學博士給他，如今已非等閒之輩，還是排擠他、冷漠以對，真不曉得當時日本醫界是如何的心

態？到底是自古文人相輕，還是野口英世態度太過狂妄囂張！也許是對日本醫學同儕的失望，從此野口英世不曾再踏上日本國土！

但在 1920 年代後，愈來愈多人質疑，不僅他過去曾發表過的研究資料有瑕疵，而行為道德上也有爭議，因此逐漸為當代與後世的人詬病。根據資料，1911 年他在紐約洛克斐洛研究所時，為了發展類似肺結核皮膚測試的梅毒皮膚試驗，對醫院兩百多名沒有罹患梅毒的病人（控制組）注射梅毒螺旋體的萃取物，其中還包括一些兒童，而在做這些臨床試驗之前，他並未事先告知這些患者，因此有人認為野口英世侵犯這些弱勢族群的人權，雖然他聲稱與同事們都曾接受過梅毒皮膚測試但都沒得病，所以這種人體試驗很安全。但仍被很多人批評是道德瑕疵、實驗設計不夠嚴謹。很令人驚訝的是，根據 1995 年約翰霍普金斯大學印製的「二次世界大戰前的美國人體試驗」這本書中記錄，野口英世在 1913 年就被診斷罹患梅毒，而且他拒絕接受治療！有人推測野口英世 1928 年去世前，在非洲迦納研究黃熱病這段期間，個性變得比以前更暴躁無理，可能是因為沒有治療梅毒而引起的神經性精神異常！

野口英世一生發表了近 200 篇論文，其中包括宣稱發現小兒麻痺、狂犬病、黃熱病、還有砂眼等傳染病的病原體，篇篇都是令人驚嘆的科學成就！在當時，人們把他與歷史上偉大的細菌學宗師法國巴

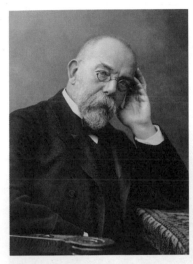

斯德與德國的柯霍相提並論。但是，別的科學家根據他發表論文中的實驗步驟，都無法得到相同的結果；也就是無法符合當時常用的柯霍假說（Koch' Postulate）原則。根據柯霍原則，要想確定一種疾病是由於某種微生物感染所引起，必須滿足四項條件：（1）每一位病人體內都可以分離到該病菌；（2）該病菌可以在體外培養數代；（3）培養數代的病菌可以使實驗動物引起同樣的疾病；（4）被接種並得病的動物可以分離出同樣的病菌。我們現在已知小兒麻痺、狂犬病、黃熱病都是病毒感染，但野口英世卻認為是由細菌感染。這些錯誤究竟是人為操作的失誤，或是太急於發表而不夠嚴謹，還是故意捏造資料？若是野口英世不因得黃熱病而早逝，不曉得他將怎麼解釋這些現象？除此之外，令他聲名大噪於1911年發表的「梅毒螺旋體純粹培養」後人也無法複製。

理論科學與實證科學相輔相成，先有理論再經過實驗證明，便能立論成為新知識，知識當然有可能被推翻，這是人類文明進步的一部份。已發表的實證科學報告，如果有任何一篇不能被其他同儕重覆結果，一定會被質疑它的正確性，更何況是多篇而且是出自同一位研究者的實驗室！曾經與野口英世在洛克斐勒研究所共事過的人

上圖：提出科霍假說的微生物科學家科霍（Robert Koch, 1843-1910）

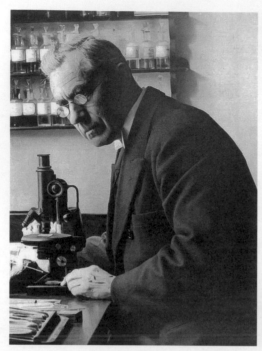
Martinus Beijerinck

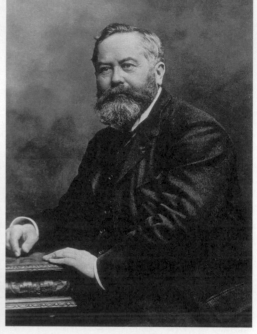
Charles Chamberland

曾指出，野口的問題出在他總是孤軍奮戰，少了與同儕之間的科學討論，又太堅持己見，不願撤回有錯誤結果的論文，他認為野口不是一位誠實的科學家！而這樣的指控還不只出自一位曾共事過的研究人員。其實在 1927 年黃熱病病毒被分離出來以前，已有很多證據顯現黃熱病很可能是病毒引起的。早在 1884 年法國微生物學家查爾斯‧尚柏朗（Charles Chamberland, 1851-1908）已發明可以分離出細菌的過濾器，荷蘭植物微生物學家拜耶林克（Martinus Beijerinck, 1851-1931）1898 年發現濾液中，有比細菌更小的微生物能感染植物，他把這病原體命名為「Virus」，也就是病毒。若

上圖：貝哲林克（上左）及張伯倫（上右）

野口英世能多與其他一樣研究黃熱病的科學家交流，靜下心來探討彼此的資料並接納其他學者的研究數據及建議，也許他就不會再堅持黃熱病是由細菌感染的結果。野口其他道德上的缺失，還包括他出國前曾盜賣圖書館的藏書以換取生活費，因而被迫離開原本工作的傳染病研究所。後來為了出國經費前往美國費城賓州大學Flexner 的實驗室，他竟然騙婚，拿著女方的嫁妝錢遠赴美國，後來他解除婚姻，在美國另娶。野口英世在世時，是顆閃亮的星星，然而在他死後，他生前大部分的研究卻一一被否定，是偽造、是錯誤，可能只有野口自己知道。

美國人藍斯‧阿姆斯壯（Lance Armstrong）曾經是連續七屆環法自由車賽的金牌得主（1999-2005），本身也是抗癌成功的生命鬥士，他曾是多少人心目中的英雄，人生標竿的典範人物，他是傳奇運動員中的傳奇！但是 2012 年 10 月 23 日美國反禁藥組織，在針對他進行了長期的深度調查後，宣布藍斯阿姆斯壯長期有計劃性的使用禁藥 ─ 紅血球生成素，他本人也在 2013 年 1 月 14 日接受知名美國電視脫口秀主持人歐普拉（Oprah Winfrey）專訪時坦承不諱！許多粉絲因而心痛落淚，因為他欺騙了所有支持並相信他的人。使用禁藥等於在運動場上作弊！國際自行車總會也宣布取消他七次環法冠軍的頭銜，不僅追回所有獎金，並且終身禁賽。藍斯‧阿姆斯壯他曾有過的空前紀錄與榮耀，剎那間灰飛煙滅。科學家精

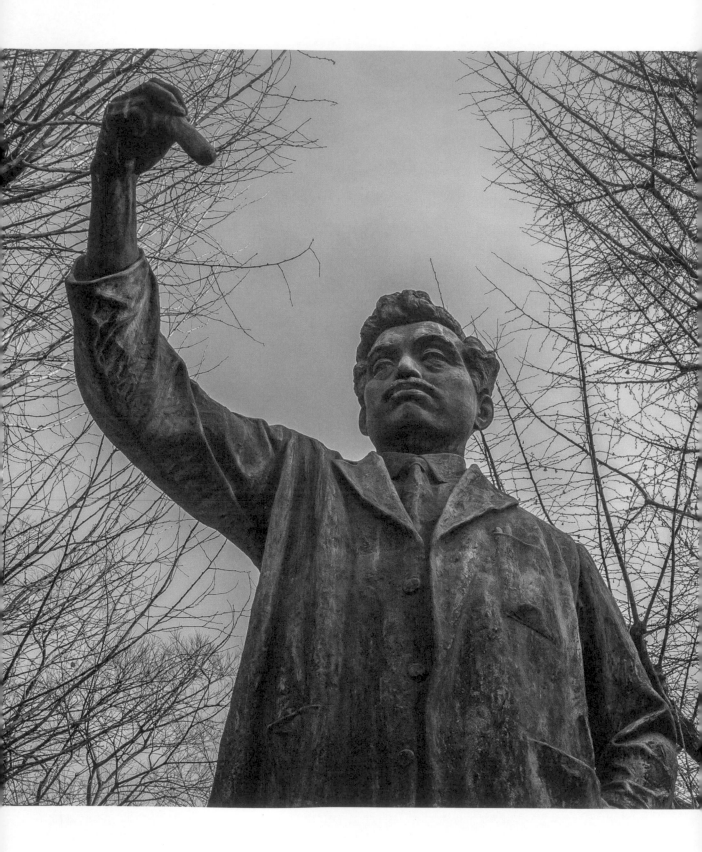

神與運動家精神是一樣的 — 追求真理，盡己之力，公正公平的競爭，成功最好，若失敗則坦然接受，只要青山榮譽長在，仍有圓夢的機會。否則為達目的不擇手段，喪失最寶貴的核心價值，到頭來人生終究是一場空！

很矛盾的，野口英世的豐功偉業崛起於西方世界，但他死後在西方學界幾乎完全被淡忘，反而是當初他急著想逃離、並輕視他、令他不想回去的祖國日本對他寵愛有加！2004 年野口英世成為一千日圓紙鈔上的人物後，有許多日本遊客到美國紐約洛克斐勒大學的圖書館，想和他的銅像拍照留念，但校園內幾乎沒有人記得他的名字。東西方對他歷史定位認知上的差別，真是評價兩極。

每個國家有他們自己的歷史文化、人文背景，因此能成為鈔票上的主題人物標準各有不同，但大方向絕對是在某方面有正向影響人心的力量。有關野口英世正面與負面評價的文章很多，同學們也論述得非常好。野口英世已去世快 90 年，他一生的功過、是是非非、歷史應已有定論，日本政府選擇他為鈔票上的人物自有他們的道理。我們只能說：討論野口英世，就如同在討論歷史上其他曾經有過豐功偉業的人物一樣，No one is perfect ！沒有人是完美的！我們學習成就他們締造歷史的背後精神，而對於他們的諸多爭議點則要心懷警惕。

左圖：東京上野公園的野口英世雕像

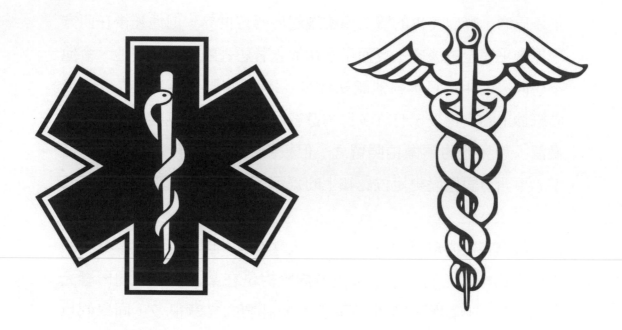

蛇杖
醫學標幟

Q：這兩個圖案是我們常見的醫學標幟，
他們的背後故事是代表什麼意義？
你會選擇哪一種圖案作為醫院、診所的標幟？
為什麼？

---

1. 左圖：單蛇杖和背景的生命之星（Rod of Asclepius）
2. 右圖：帶有翅膀的雙蛇杖（Caduceus）

我們常看到的醫學標幟主要有兩種，分別是單蛇杖和雙蛇杖的圖案，單蛇杖又常搭配背景的生命之星，雙蛇杖則是上方的一對翅膀讓人留下深刻印象。相傳，有一次希臘神話中的醫學之神阿斯克勒庇俄斯（Asclepius；拉丁語 Aesculapius）正要拯救一個被雷劈的人，這時突然有隻蛇出現，亞希彼斯反射性的用手杖打死了那條蛇，以免蛇傷害那個被雷劈的人。沒想到，這時候卻有另一隻蛇出現，帶了草藥給那隻被打死的蛇，竟讓牠死而復生。亞希彼斯看了靈機一動，於是也採來相同的草藥，竟奇蹟似的救活了被雷劈的人。自此之後，為了表達對蛇的尊敬與謝意，且為了能夠隨時聽取蛇的指點，亞希彼斯行醫時都會攜帶有蛇纏繞的手杖。另外，因為蛇每年都會進行蛻皮，所以蛇本身也具有恢復與更新的意義，而中央的手杖則代表人體的脊椎骨，蛇纏繞其上象徵靈氣往上推進。巧合的是，這樣的結構居然和我們 DNA 的雙股螺旋類似！

　　雙蛇杖背後的故事另有別的主角 — 信使之神赫密斯（Hermes）。赫密斯負責神與人間的往返信差，他是旅人、牧人、小偷、詩人和貿易商的守護神，因此雙蛇杖也被當作商業貿易的象徵。據說，有一次赫密斯看到兩隻蛇在打架，於是拿著手杖將牠們分開，經過赫密斯的調停，兩隻蛇重修舊好且纏繞於手杖之上，再加上赫密斯帽子和鞋子上的翅膀，這就是雙蛇杖的由來。也因此，雙蛇杖其實有著和平的象徵意義。至於雙蛇杖後來也被用來做為醫學標誌的理由據 The Lancet 醫療期刊表示，在十九世紀晚期，曾經有某個醫學出版社張冠李戴，將雙蛇杖拿來作為出版社的商標，後來以訛傳訛，將錯就錯，被美國陸軍軍醫團採用，自此沿用至今，廣為流傳。

　　由此可知，單蛇杖才是最原始代表醫學的象徵，加上背景的生命之星是緊急醫療的標誌，六個角分別代表緊急救護的六個步驟：發現、回報、初步處置、現場治療、移動過程時治療、轉往特定醫療。但是，我仍偏愛雙蛇杖勝過單蛇

杖。為什麼呢？因為我認為，醫療所包含的面向，本來就不單單只有醫學本身而已。舉例來說，我常看日本 NHK 的專訪節目，曾經看過有一集介紹一位日本醫師，放棄在日本國內享有的待遇與名聲，毅然決然遠赴戰亂的貧窮偏遠國家做醫療服務。這樣的行為，除了讓我們都感到欽佩與讚賞之外，當地人對他的感謝之情溢於言表，甚至也因此他們對於整體日本人觀感極佳。在節目中看到當地人對於進行採訪的攝影師、記者也都竭盡所能盛大的歡迎和款待，真的是拜那位醫師所賜。醫療能夠成為外交的橋梁、和平的催化劑，具有的影響力是不容我們所忽視的。在現今這個邁向地球村的社會，醫療也越來越講求國際化，像是幾年前開始常聽到的一個名詞：「醫療觀光」。醫療除了國際化之外，已漸漸成為一種具有龐大商機的貿易市場。若以這些角度切入，雙蛇杖所包含的和平、貿易等象徵意義，或許就更能貼近這個時代的醫學了。

以一個從小生長在跨國家庭的我來說，我的夢想也是成為一個沒有國界的醫師，藉由我多國語言的專長幫助更多的人，並且成為國與國之間交流的橋梁，促進知識與技術的互通有無和互相成長。去年我曾到日本東京醫科大學附設醫院實習，醫師們會向我請教英文問題，我也幫助了好幾個台灣及中國病人，協助一些只會英文的病人翻譯，當中甚至有病人感動到流淚！五年級在中山附醫見習時，也曾遇過一個 90 幾歲只會日文的阿嬤，經過我的溝通漸漸讓她敞開心房，人變得開朗許多。如果以後我在我的診所或醫院掛上雙蛇杖的標誌，我的註解會是：「達成中日雙語完善醫療服務目標，並以雙翼帶領我們飛往更寬廣的世界」。漸凍人許志洋曾說過：「哪裡需要我，我就會過去」。這句話我很喜歡，是我目前實習所秉持的態度之一，也因此讓我實習過程總是感到快樂與充滿成就感。被需要的感覺是開心的，如果語言這個工具讓我能幫助的人變得更多，那我絕對會以成為一個國際醫療人才為目標，持續充實自己。

陳映綺 9701005

雙蛇杖（Caduceus）上的一對翅膀，是赫密斯（Hermes）帽子和鞋子上羽翼的象徵。Hermes 是希臘眾神的信使，頭戴著插有羽翼的帽子，腳上穿著也插有羽翼的鞋子，手持雙蛇纏繞的魔杖；醫療之神手持的單蛇杖沒有翅膀，那是象徵神力和修復能力的睿智之蛇，常搭配生命之星呈現。

在以往人們遇到未知的自然力量（譬如雷、火）或面對生與死，宗教信仰是當時人們尋求解釋並且安定心靈的一個重要途徑。這個途徑也會試圖去找尋治療疾病的方式，才漸漸開始從古代的巫醫、祈禱儀式、神農嘗百草，直到出現我們現在的醫學，但宗教和醫療的聯繫依然存在。

雖然醫療有合併了科學的力量與藝術的成分，但是追溯源頭我想還是從宗教開始的；既然宗教一開始的目的是為了尋求解釋並且安定人心，那我們醫療的最核心目的，也應該如此，這才叫做醫人醫病先醫心，單蛇杖和雙蛇杖都能詮釋這感覺，要二擇一真難啊！

江晏昇 9701061

單蛇杖和雙蛇杖，我會選擇前者作為標誌：因為我喜歡前者將蛇賦予有修復、療癒的含義，這不正就是我們每天為病人所努力的嗎？雖然不像神話故事裡所形容那般起死回生的力量；但…一點一滴，病人的氣色變好、胃口變多、發炎指數下降、影像上腫瘤變小等等…這些都是很值得高興的事，也是這份工作不可言喻的成就與感動。

自踏進醫院以來，生命的重量隨著不同的病人、不同的故事，壓在我的心頭久久不散。一次又一次的感受讓我對生命更加珍惜、更加敬畏。期望自己未來能有靈蛇百分之十的能力和百分之一百的心，面對那些因病痛而與我相遇的人，帶給他們良善的醫德和完善的醫療。

黃　萱 K97013

如果是我，我想我會選擇第二個圖案 Caduceus 吧。比起 Asclepius 擁有的強大力量，我更期許自己當個 "Messenger" 和 "Guide through the Underworld"。

期望能在有限的時間內，更快速的傳遞正確的知識，搭起病人邁向康復之路的橋樑。期許自己能像踩著雙翼的 Hermes，擁有更快更敏捷的速度，趕先一步在病魔擴散之前發現先兆，而當死亡無法避免，也能讓病人的最後一程，安心無憂。

侯采妤 9701087

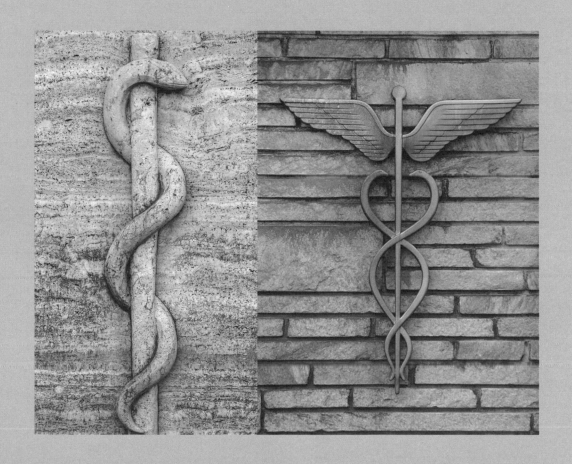

上圖：單蛇杖纏繞的靈蛇和雙蛇杖代表信使之神 **Hermes** 的翅膀

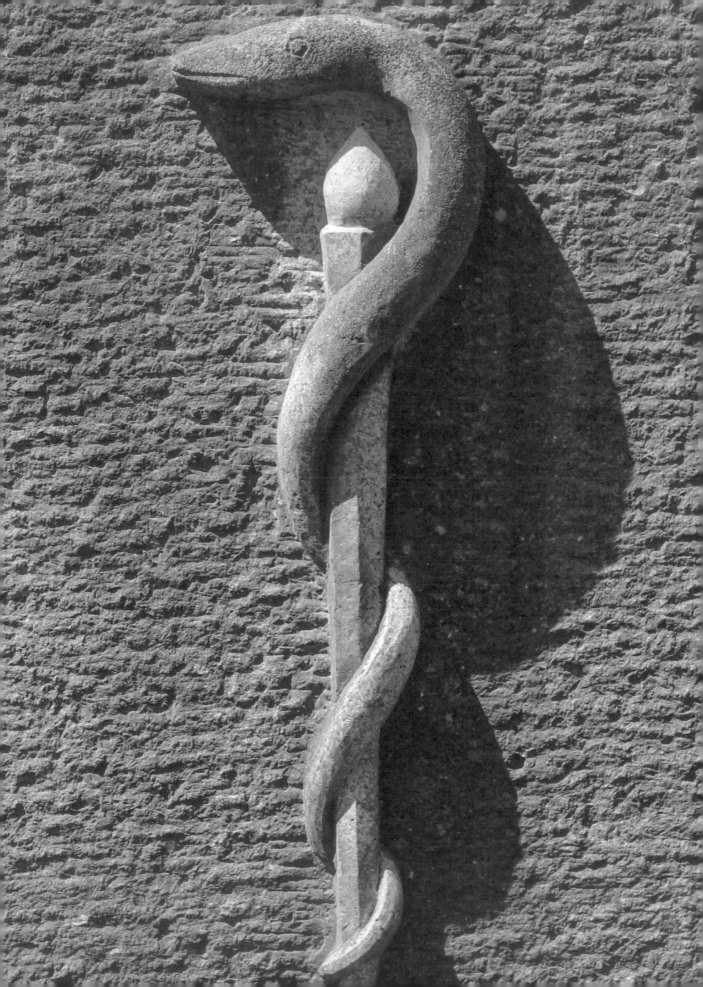

希波克拉提斯（Hippocrates）為西方的「醫學之父」，他是希臘人。希臘文明是西方文化的發源地，尤其是希臘神話中的故事，是西方文學、藝術等創作中無源無盡的題材，而醫學這門學問是科學與藝術哲學等的結合，可以想見許多醫學典故、醫學名詞，都源自希臘神話！

小時候喜歡與父親看星星，知道整個星空就是一部希臘神話，但小小的心靈就一直在納悶：九大行星中（2006 年冥王星被排除，但仍有定義上的爭議），為什麼會出現有天王星、海王星和冥王星這樣的名稱？是什麼意思啊？稍長後學了英文才知道九大行星的命名都是希臘羅馬神話中天神的名字。

天王星 Uranus 是大家所熟悉的天神之首宙斯（Zeus）的父親，是希臘故事中第一任的天王。海王星 Neptune 是希臘神話中掌管大海 Poseidon 在羅馬神話中的名字。他手持著名的三叉戟即是多少人們夢幻跑車瑪莎拉蒂（Masserati）的標幟！冥王星 Pluto 就是希臘神話中掌管冥府的 Hades，Hades 最有名的故事應該就是他趁宙斯與農業女神狄米特（Demeter）所生的美麗女兒 - 普西芬妮（Persephone）外出採花之際，從地縫中蹦出來將她擄進地府。

Pomegranate 石榴這英文單字也是在讀希臘神話時學到的。普西

芬妮就是因為在冥府吃了一顆石榴子，讓她必須每年待在地府三個月！普西芬妮的母親這三個月當然是傷心難過，所以大地寸草不生進入寒冬，這也就是春夏秋冬的典故由來！

九大行星中還包括金木水火土。金星就是美麗的愛神維納斯（Venus），但她在希臘神話中的名字是一般人較陌生的阿芙蘿黛蒂（Aphrodite）。而水星 Mercury 就是希臘神話中的 Hermes，也就是眾神中唯一能進入冥府傳遞訊息的人。西洋古典畫作的主題最常見的就是聖經故事與希臘神話，而在描寫希臘神話的畫作裡，Hermes 的身影最容易確認，因為他總是手握著雙蛇盤繞的權杖，而象徵他動作敏捷快速的雙翼也時常會畫在這權杖上。

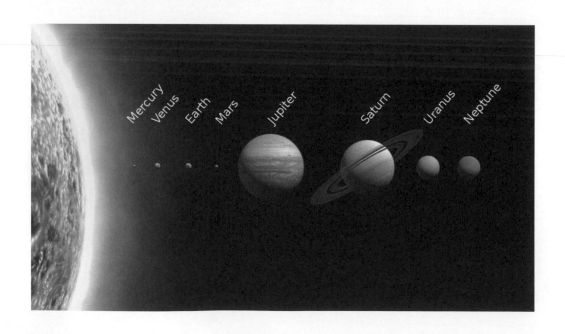

上圖：排除冥王星的太陽系八大行星；右圖：信使之神 Hermes 及雙翼雙蛇杖

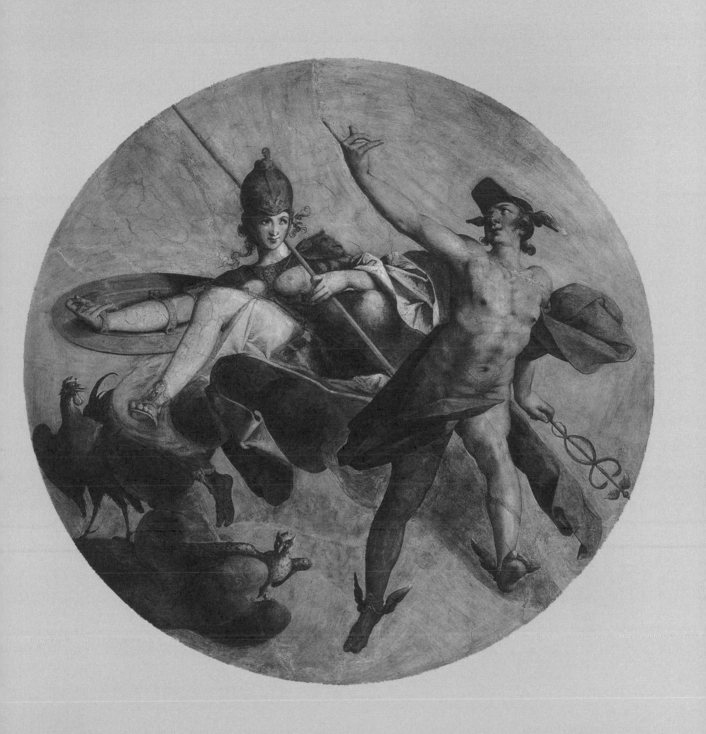

這種雙蛇雙翼的標幟見於美國與台灣的軍醫體系，有部分醫學院校也採用它！典故很多都很有道理也都很有趣。反對用它當醫學標幟的人，主要原因大概是因為 Hermes 不是醫師吧！

希臘幣 10000 的鈔票上，正面人物是 Dr. Goorgios Papaniholaou，他是 Pap smear（子宮頸篩檢抹片）的發明者。反面的雕像則是希臘神話中的醫神 Asclepius。在鈔票上，醫神所攜的木杖上就纏繞著一條蛇！可見正統的希臘神話醫學標幟是單蛇單杖。

其實誰對誰錯並不重要，醫學本身就代表許多層面的意義。醫學標幟的起源都來自希臘，這種家務事，我想天神 Zeus 會笑著說：你們各取所愛，高興就好。

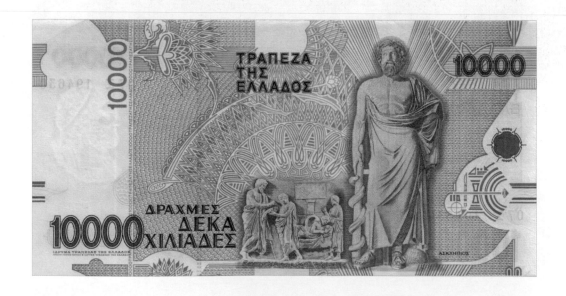

上圖：希臘 10000 Drachma 紙幣背面的圖案；右圖：醫神 Asclepius 及單蛇杖

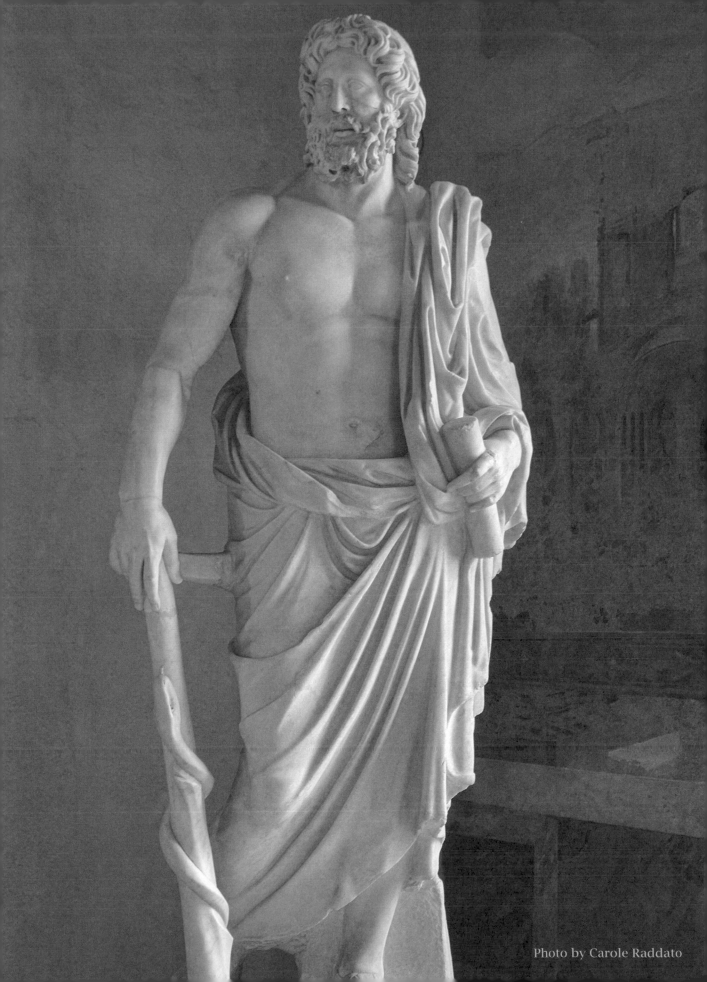

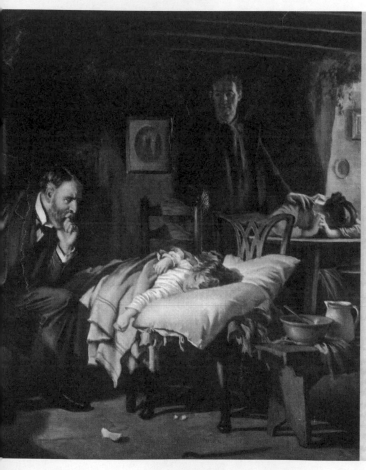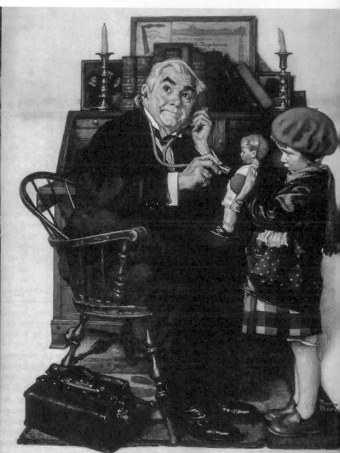

兩幅畫
要怎麼樣才是個好醫師

Q：第一幅 "The Doctor" 是英國畫家 Luke Fildes[1] 的作品；
第二幅 "Doctor and Doll" 是美國畫家 Norman Rockwell[2] 的作品，
他們傳達著什麼樣的訊息？
臨床上在什麼樣的情況下會讓你想起這兩幅畫？

---

1. Luke Fildes 1844 - 1927
2. Norman Rockwell 1894 - 1978

第一幅畫是英國畫家 Fildes 爵士的作品，傳達的是醫師專注的觀望著重病的孩子，而孩子的父母在對角的陰影中，母親趴在桌上，或是傷心或是疲累，父親一手搭在母親的肩上給予支持，同時也憂心的望著醫生和孩子的方向，對於孩子，他們無助也無能為力，只能把希望寄託在醫師身上。

畫中的醫師穿著得體，而這房間看似是貧困的人家，房子內只有一盞燈，照亮在醫生和孩子身上，對比於父母壟罩在陰暗之中，孩子躺著的床甚至是用幾張椅子拼湊起來的，對醫生來說幫助這家人可能沒有任何報酬，但他依然專注地望著孩子，那應該是要強烈的熱忱才能如此貢獻自己的能力。或許對這家人來說，身為父母卻對自己的孩子無能為力，醫師和孩子就是他們的希望，只能全面仰賴別人的心情應該是很難熬的吧！但身為醫者的身分跟使命便是將性命危在旦夕的病人視如己出，這樣的信賴關係不易建立，但是卻非常珍貴！

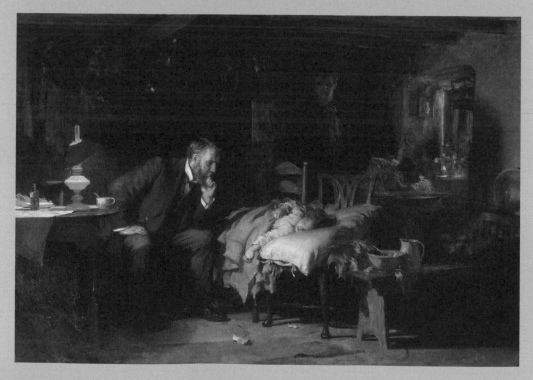

上圖：Sir Luke Fildes, The Doctor. 1891.

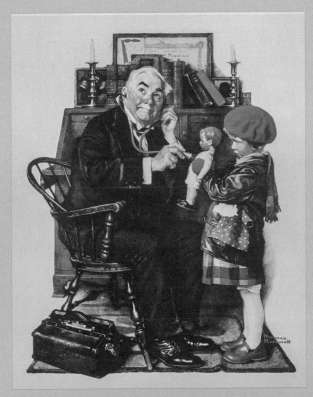

而第二幅畫 "The doctor and the doll" 則是一種趣味又溫馨的畫面。醫生拿著聽診器替小女孩手中的娃娃聽診，他的頭轉向一邊，臉上帶著專注的神情和淺淺的微笑，相較於他身上正式的穿著，顯得對比而逗趣；手捧著娃娃的小女孩臉上的神情則顯露出些許的緊張和不安，顯然她才是要來做身體檢查的小病人，而醫生用事先模擬替娃娃檢查的方式，演練診斷的步驟，減輕小病人的擔憂，這種簡單而貼近幼童心靈的方式雖然並非必要，但確有強大的影響力，小孩可能從此不再害怕看醫生，還有可能啟蒙他對醫學的好奇和興趣呢！若是有家屬在旁也能讓他們比較放心…更親和的醫病關係能讓診療過程產生較強烈而且好的連結。

這兩幅畫中看似日常居家的描繪手法，卻傳達出非常強烈的訊息：生活中也有許多看似平凡卻最能鼓舞人心的場景…捷運上讓位的年輕人、坐在父親肩頭上笑容燦爛的小孩、在機場漫長等候終於相聚的一家人…在醫院裡也有著那些平實但感動人心的剎那，第一次見到出生嬰兒的父母、開刀房外焦慮等待終於如釋重負的家屬　！面對現在險惡的醫療環境，希望我們能常常記起那些感人的畫面，鼓舞自己有幸選擇了醫學這個 Profession，真的是件相當美好的事情，也提醒自己莫忘初衷！

陳亭安 K97085

上圖：Norman Rockwell, The Doctor and Doll. 1929

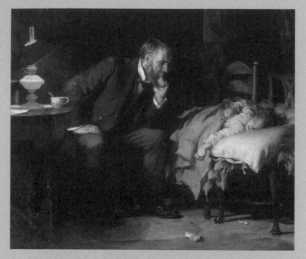

在第一幅圖畫中，可以看到畫面的重心是聚焦在那位醫師的身上，表情看似十分煩惱… 病床上的小女孩臉色也十分蒼白，昏睡不醒…後方的女士更是不斷啜泣，男士則是試著想安慰她，但是也好像非常懊惱自己的無能為力…感覺這兩位應是小女孩的父母…我想這幅畫是想傳達醫療還是有其有限性，在面對這塊未知的領域時，我們都只是一位渺小的探險家，努力在為人類的福祉奮鬥！

在第二幅圖畫中，可以看到醫師正將他的聽診器放在女孩的娃娃上，我想這幅圖畫所想要表達的想法是作為一位醫師，贏得病人的信賴是非常重要的！

臨床上，我在值班時遇到的一個案例，讓我想起第一幅畫，他是一位年輕男性，進來時的徵狀是腹瀉，本來以為是單純的急性腸胃炎，但是狀況卻未見好轉且每況愈下，接著發現有心臟衰竭的情況，最後只能繼續維生治療和等待換心的機會。面對這種複雜又充滿不確定的案例，感覺我們也是什麼都不能做，只能盡量維持好病人的生命徵象…

而讓我聯想到第二幅畫的場景是在不久之前，在台東參加彰化基督教醫院舉辦的醫學營活動，活動剛開始時，小朋友們都還有點怕生，所以在我們面前都比較不敢表達，但是經過我們熱心且富親和力地帶大家進行活動與衛教後，便慢慢獲取他們的信任，讓活動得以圓滿成功。

陳立欣 9701067

上圖：The Doctor 畫作細部，Sir Luke Fildes, 1891.

第一幅：The doctor 給我的感覺是醫師對病人的愛與不放棄！從窗外天光可見時間大約是黎明，孩子的父親臉色凝重，母親則已淚崩於桌，躺於床上的幼童臉色蒼白偏黃，毫無生氣，能夠猜想出或許是已病入膏肓，抑或是在做一晚奮鬥後最終的垂死掙扎，醫師的臉色和眼袋顯現出疲倦，然而神情專注，依然是在拼命的思考吧？"還有沒有什麼我能做的？""還有什麼我沒想到的？"即使連家屬都逐漸放棄希望，醫師仍然無視自身疲倦，堅持努力的精神，是我認為這幅畫對我而言想要傳達的事物。

第二幅：在 The doctor and doll 中，我所感覺到的則是信賴與同理。孩子明顯的臉頰紅，似乎有發燒的跡象，然而醫生一臉認真聽診的卻是她所抱的娃娃 — 乍看之下似乎是個奇妙的畫面，不過稍微深思之後，卻能夠讓人對於醫師的溫柔悄然一笑。

醫師不可能不知道娃娃不會感冒，因此，要求醫師診治娃娃的必然是圖中的孩子，是因為娃娃是重要的朋友？還是把娃娃當作家人了呢？無論是哪一個，對於孩子而言，娃娃都是宛如人一般，無可取代的重要存在，對於這份心意，醫師並沒有任何嘲諷或者不耐，依然認真細心的替"病人"看診，這個舉動想必能夠得到孩子的信賴吧。不是以自己的眼光來看，而是確實的站在病人的角度，病人的思考，不帶任何偏見的去理解病人的想法，這份耐心與悉心正是開啟醫病溝通最重要的關鍵。

以我來說，我想第一幅畫比較容易在安寧病房或者病重的臨床照護時想到，因為那幅畫對我來說，即是象徵著醫師責任心的展現，而第二幅畫容易在碰到比較焦慮的家屬或者病人時想起，因為它提醒了我 — 人人想法不同，而同理的思維是多麼困難又是多麼必要啊！

黃瀞瑩 9701034

WHEN
DOCTORS
BECOME
PATIENTS

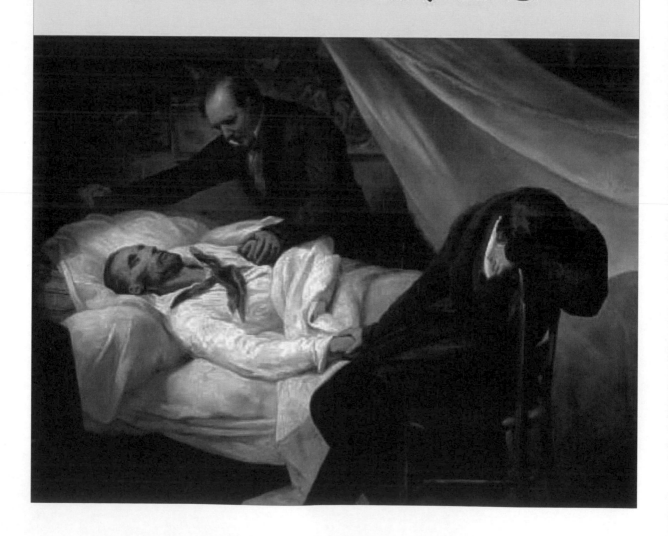

有人曾經做過一個小型的問卷調查，訪問了 200 個病人，詢問他們心目中的好醫師應該具備怎麼樣的條件？結果這些病人希望醫師具有的特質前三名依序為：（1）同理心（Empathetic），也就是能感同身受病人的處境；（2）能傾聽病人的心聲（Good listener），以及（3）熱情且親切的照顧（Compassion / Caring / Kind）。很有趣的是這前三名皆與醫學專業知識無關！也許病人已經認為每個醫師應該都會看病，就好像開餐廳的人一定懂得烹飪。因此病人在意的也許不只是醫師會不會看「病」這件事，還有醫師有沒有在看「人」這件事下工夫！

的確，已有許多書（譬如說 When Doctors Become Patients）是在描寫當醫師變成病人之後的心路歷程。當這些曾經是位高權重的資深名醫得了重病躺在床上，接受也許是同儕甚至是後輩醫師的治療時，才驚覺當初他們在床邊教學時，常叮嚀醫學生對病人要有同理心、要傾聽病人的症狀等等，而醫師所做的這些動作與病人所期待的程度，實在是天跟地的差別！

從當醫學生開始我們就常常聽前輩再三強調「病人是我們最好的老師」！因為從對他們的問診與身體檢查就經常可以得到正確的「診斷」。強調的是「診斷」！我們是否應提醒自己：問診除了是問病情外，別忽略了也聽聽病人的心聲！

左圖：When Doctors Become Patients, Oxford University Press, 2007

前輩常勉勵我們做醫師前要先學會做人。在這些生過大病的醫師文章中幾乎都會提到，當他們成為病人後，才知道怎麼成為一個更好的醫生！謝謝他們罹病後大徹大悟的寶貴經驗，讓我們不需要去生場大病後才懂得怎麼做人的道理！

在台灣談醫病關係，絕對不能忽略健保制度、社會風氣與醫院管理等等的影響。不少報章雜誌都會看到類似「台灣的醫師會越來越憂鬱」，「台灣還有多少快樂的醫師？」等文章。的確，醫師要傾聽病人的心聲，那麼，醫師的心聲又有誰來傾聽呢？每次碰觸到這種話題心情總是有些沉重。不過，不管醫療環境怎麼演變，我們還是必須要莫忘初衷！希波克拉提斯的醫師誓言已屹立千年，它還是會由一代傳一代的醫者繼續傳承下去。

英國畫家 Sir Luke Fildes 的傑作 The doctor，目前陳列在倫敦泰德美術館（TED Museum）。已有非常多的醫學人文課程討論過這幅畫，就不再撰述。我個人是非常喜歡諾曼·洛克維爾（Norman Rockwell）的作品，大約在國中時期第一次看到父親買的洛克維爾畫冊時就常翻閱它，愛不釋手。他曾長期為雜誌 The Saturday Evening Post 繪製封面插圖，主題包羅萬象，描繪各階層人士的生活百態，寫實而幽默，總能讓欣賞的人會心一笑！除了這幅畫 Doctor and Doll 之外，諾曼·洛克維爾有關醫師與病人的畫作不

少，大多是以孩童為主角。他非常喜歡畫小孩，他曾說他一生大概畫了幾千個小孩，從調皮搗蛋到一本正經的都有，但他仍然樂此不疲！我想：常保持童心的人，他的作品也總比較能觸動人心！

不管是文章、圖畫、音樂或是演講等等，能讓人感動的就是好作品！這兩幅畫不用太多的文字敘述就能發人深省，無形中也包含了同理心、聆聽，與熱情且親切地照顧病人的好醫師特質！我總是將這兩幅畫放在心中。

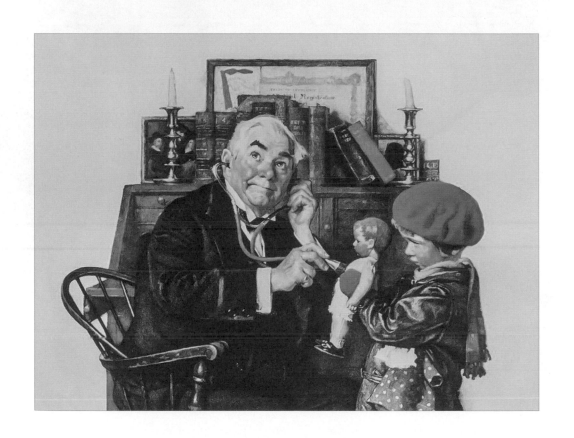

上圖：The Doctor and Doll 畫作細部, Norman Rockwell, 1929

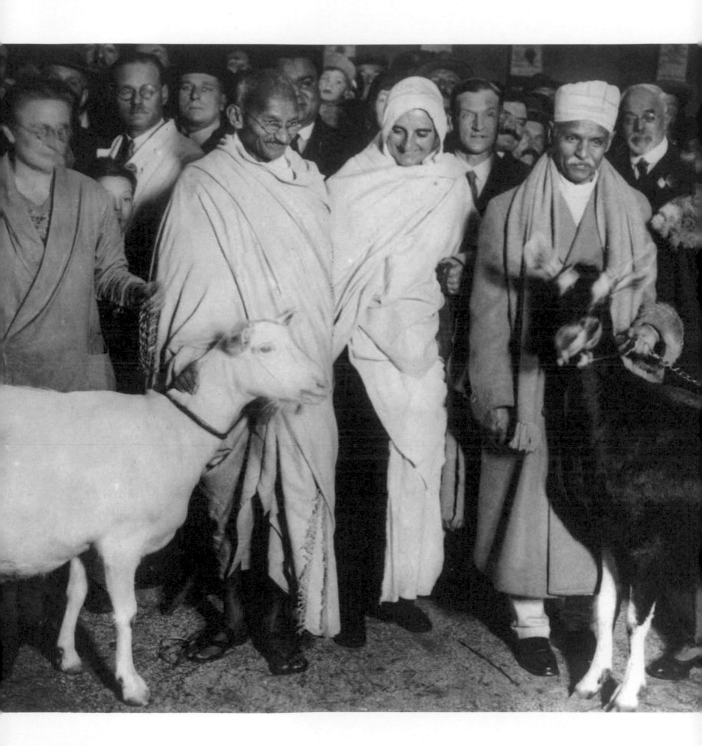

甘地的飲食
營養學

Q：印度獨立運動的領導者甘地[1]身旁常有一兩隻羊出現，
請問背後的典故是什麼？
身為醫者，您贊成素食嗎？
甘地的飲食哲學對您的營養學概念有什麼啟發？

---

1. 甘地：Mohandas Karamchand Gandhi 1869 - 1948

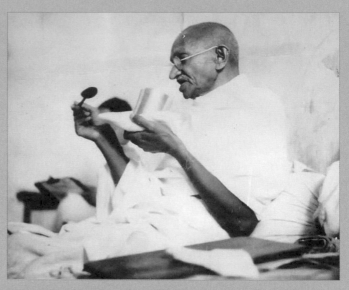

印度國父－甘地，身邊常出現山羊，顯然羊隻對於甘地來說有著深遠的影響。一方面，僅茹素對全心投入改革和追求理想而時常奔波的甘地來說，可能體力的負荷實在太大，在醫生的建議下要補充體力可以喝點奶，而由於印度教供奉的是牛隻，因此甘地以羊奶補充體力，可能他想要隨時可以喝到羊奶，所以隨身帶著山羊吧！

另一方面，深受其母親及宗教的影響，甘地本身是位嚴格的素食者。在甘地前往英國留學前，他母親曾逼他發誓永不接觸葷食及飲酒，為的是不希望他受到外界太多的誘惑，然而甘地在英國時仍然受到朋友的慫恿而破戒嘗試了山羊肉，但他並不喜歡肉的味道，也因為欺騙母親的行為讓他感到罪惡，後來不再繼續吃肉，善良的他對於人類殺生吃肉的行為感到矛盾，經過反覆思辨後，相信素食足以滿足人類身體的最小需要，也進而思索出其"不合作主義"的精髓。

"To my mind, the life of a lamb is no less precious than that of a human being." - Mohandas Gandhi.

或許正因為甘地曾經嘗試山羊肉，對於山羊的愧疚感，讓他體悟到，人和其他動物的關係應該是要保護動物，而人類若要能超越其他動物，則是建立在人和人之間應當要互助。

對於吃素這件事情，就我個人的想法上來說，我認為"適合你的飲食就是正確的飲食"，而如果因為信仰、觀念或習俗的問題而選擇素食，只要各種營養素都有均衡攝取，在不影響身體健康和生活體能的前提下，我認為素食也是個很棒的飲食習慣。

然而，肉類能夠更有效率的提供身體必需的蛋白質和維生素，適當的攝取對身體也有正面的影響；雖然這些營養素也可以藉由植物性食物來攝取，但是在食用量和身體吸收效能上有些許的差別。對於一些身體情況需要補充蛋白質和營養素的病人來說，例如：慢性貧血的病人，適度的攝取肉類是有好處的。

人類自從懂得用火以後，能夠用火狩獵、煮食，所以在飲食上能夠有生食和植物類之外的選擇，熟食的攝取得以減少疾病的發生和提升體力，對於生活以及演化有深遠影響，而後來演變為現在生活飲食的情況。現代許多人「肉食主義」─無肉不歡的飲食習慣，蔬果的攝取量相對下降，如此失衡的飲食習慣，對身體造成相當的負荷。而大魚大肉的現象又造成食物的浪費，飼養及宰殺過多動物，加上過度撈捕，已經造成生態環境的失衡。

在動物界裡，弱肉強食是個可以觀察到的自然現象，然而食物鏈的各個環節都扮演著自己的角色，這是演化和生態界得以平衡繁衍的因素，每個角色都有其存在的必要性和價值。但是人類因為有「人性」的性格，因此常常即便飢餓的本能已經被滿足了卻還有其他的「欲望」存在。

但是我想這些現象跟素食與否並不直接相關。每個人都可以選擇自己喜愛的食物，也都有希望欲望被滿足的時候，但是在這些獲得滿足的時刻，是否能觀照生態環境的各個角色，感謝他們的付出，也避免對他們造成其他的傷害，同時也要想到，在我們不只是吃飽，食物還過剩的時候，在某個地方可能有人正挨餓著。如同甘地的想法：人和人之間因為有互助合作的連結，因此人類才能超越其他物種，成為萬物之靈。

陳亭安 K97085

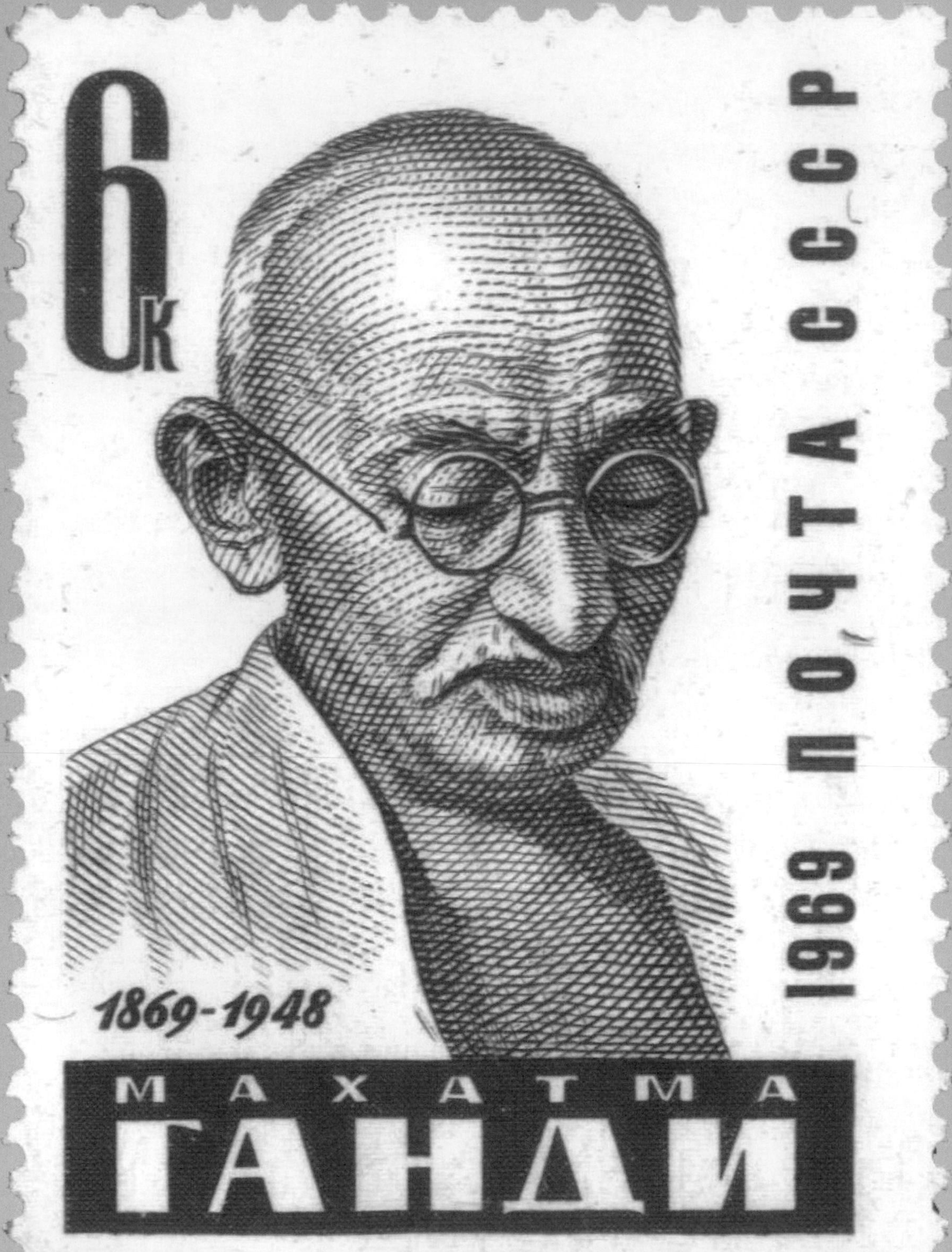
6к
ПОЧТА СССР 1969
1869-1948
МАХАТМА
ГАНДИ

我的門診一向看得慢，快不起來。一方面是科別的問題，癌症病人尤其是藥物治療中的患者，了解副作用對他們生活的影響是很重要的問診，這急不得。另一方面是我的啟蒙老師一直強調「病人教育（Patient Education）」的重要性，也就是在藥物治療外，也應該提供他們如何健康生活的衛生教育，只有維持良好的身體狀況，治療才會更有效！這事情也少不得。還好有能幹的護理人員幫忙，否則看門診的時間會更長！

在衛教中我們最常提醒病人的三件事就是：要保持好的飲食、良好的生活習慣、以及好心情！我們會給患者一些文字訊息，讓他們當參考先自我教育，然後歡迎他們在將來的門診裡與我們討論。這三個議題中最常被患者詢問的就是：「我到底該怎麼吃比較好」？真是大哉問！衍生出來的話題還有「吃素比較好嗎？」「我能不能吃肉？」等等。的確，營養學概念對於生病中或健康的人，包括醫師本身，都是很重要的生活課題。

現代人健康意識抬頭，無論電視上、網路上或是報章書刊中，都有非常多的資訊提供各式各樣的飲食建議。民眾目前所討論的營養學不僅是所謂的均衡飲食六大類（五穀根莖、奶類、蛋豆魚肉類、蔬果類、水果類、油脂類），還有葛森療法（Gerson Therapy）以及各種素食療法等等。其實每個素食者的飲食觀念不盡相同，譬

如所謂「吃全素」的人會去避免吃到所有由動物製成的食品，例如蛋、奶、甚至是蜂蜜。這就缺少了營養師所建議的均衡飲食中的奶類、蛋、魚肉類等。患者或家屬常問：這樣對健康好嗎？某種程度上，我相信「食療」這件事，好的食物就是好的藥！問題就出在什麼樣的飲食才能定義是健康有益的飲食！這就像是在定義什麼是好醫師一樣，絕對不是三言兩語就可以說清楚講明白！

很奇妙的，在討論飲食方式或營養學時，我腦海中總會浮起聖雄甘地的身影！一個帶著圓框眼鏡清瘦而慈祥的長者！甘地的生活方式就是反應他一生信仰的教條，所以他的清瘦應該也是他飲食哲學下的產物！甘地一生的言行幾乎或多或少都影響了當時與後世所有知識分子的思想。我最喜歡愛因斯坦對他的評論：Generations to come will scarcely believe that such a one as this walked the earth in flesh and blood.「後世的子孫會很難相信歷史上曾出現過這樣的一副血肉之軀」（維基百科）。

我對美國歐巴馬總統在幾年前（2009 年）回答一個九年級女學生的問題印象很深刻，女學生問他：「如果有機會跟現今或歷史上任何一個人吃晚餐，你會選誰？」歐巴馬回答說：「那會是甘地，他是我心目中的真英雄」，接著他補充道：「這應該會是小小的一頓飯，因為他吃得不多！」有讀過甘地傳的人都知道他吃得很簡單，

是個素食主義者，但是吃得簡單並不表示就不會健康，因為甘地一直到去世前都充滿活力！

甘地一生為印度獨立而奮鬥，晚年時則為排解印度教與伊斯蘭教的紛爭而努力，七十幾歲時還為了理想在印度各處進行巡迴演講，若不是在 78 歲時被異議分子槍殺，我想這位愛因斯坦眼中不可思議的血肉之軀，應該會活得更久，並繼續為他的理念奔馳。甘地巡迴演講時會帶著羊，當他覺得飢餓時可以補充營養，可見他不是「吃全素」的人。甘地一生奉行簡約的生活，他去世後留下的遺物不多，包括眼鏡、手錶、所穿涼鞋還有他食用的碗。碗的容量不大，反應出他平時的食量，但他卻充滿精力！

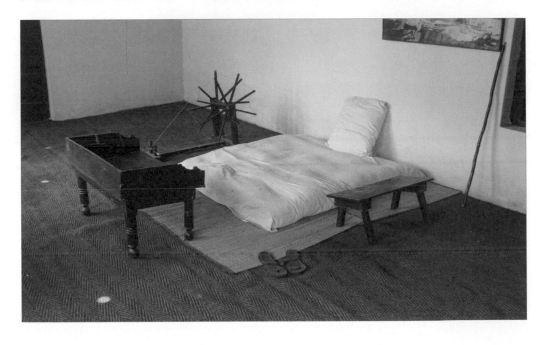

上圖：新德里甘地博物館中復原展示的甘地臥室，可看到織布機和拖鞋

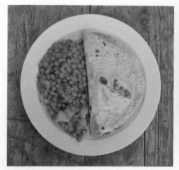
Lentil curry, Chapati

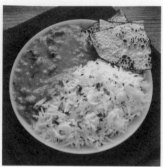
Dal, Cumin Rice

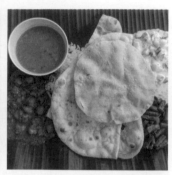
Chapati

有不少文章分析甘地平常喜歡吃什麼食物，很有趣，這對我的營養學也頗有啟發性。這些食物包括：米飯；用蠶豆、豌豆、扁豆（Lentil）製成的印度菜（Dal）；麵粉做成的薄餅（Chapati）搭配咖哩；優格、茄子（Brinjal）、蘿蔔甜菜根（Radish Beetroot）、南瓜、還有乳製小餅（Peda），這小餅中常會添加一些堅果類的食材，以及各式各樣的果汁。

其實，甘地的飲食量也許不多但種類不少，幾乎包含了所有六大類基食的營養，而他的動物性蛋白質主要是來自羊奶。所以我的飲食建議是（1）天然的最好，也就是從泥土長出來的食材，包括樹上結出來的果子；（2）量不用多但食物種類要多樣化，種類多營養就更平均；（3）不反對吃肉，但適量就好！

嗯！若有機會與甘地一起吃晚餐的話，有什麼適合他的台灣菜可以介紹給他品嚐呢？

上圖及右上圖：甘地喜歡吃的食物

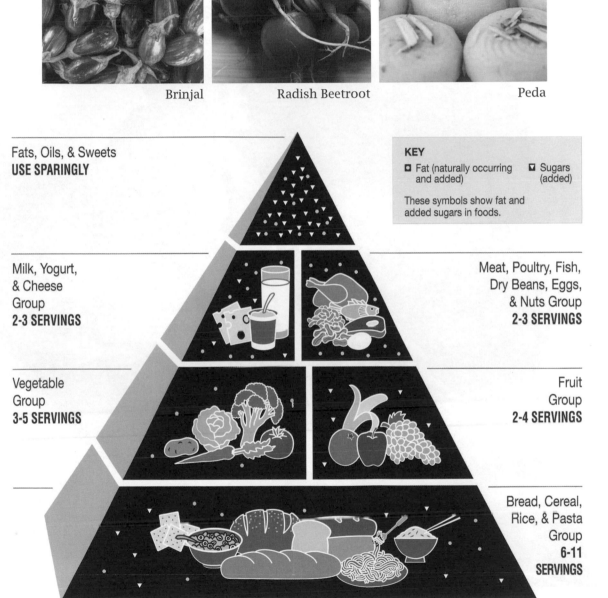

Brinjal   Radish Beetroot   Peda

Fats, Oils, & Sweets
USE SPARINGLY

KEY
▫ Fat (naturally occurring and added)   ☑ Sugars (added)

These symbols show fat and added sugars in foods.

Milk, Yogurt, & Cheese Group
2-3 SERVINGS

Meat, Poultry, Fish, Dry Beans, Eggs, & Nuts Group
2-3 SERVINGS

Vegetable Group
3-5 SERVINGS

Fruit Group
2-4 SERVINGS

Bread, Cereal, Rice, & Pasta Group
6-11 SERVINGS

上圖：代表六大食物營養的金字塔

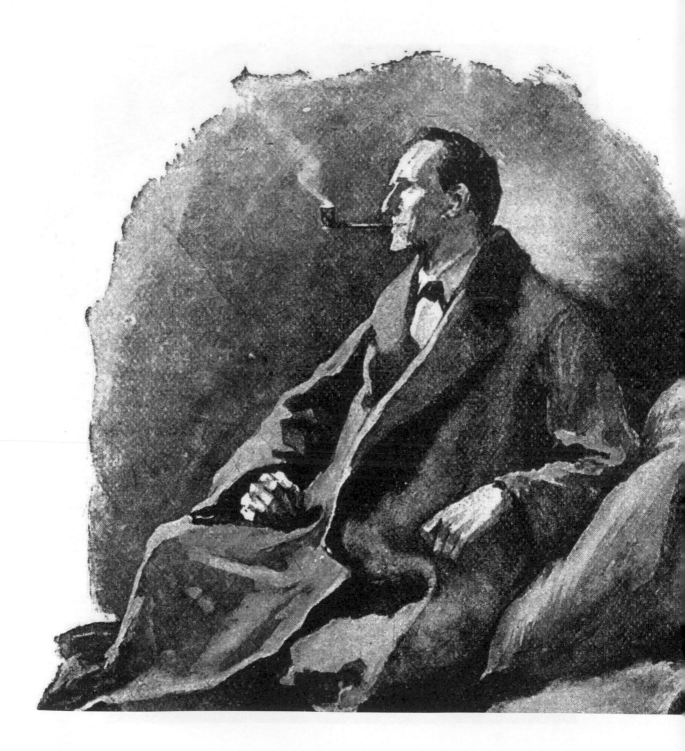

第三把飛刀
邏輯推理

Q：不少醫學前輩認為推理小說的情節與診斷學很類似，
因此鼓勵從醫的青年學子可多閱讀福爾摩斯[1]探案等推理小說。
請問推理小說與臨床診斷學的相似之處在哪裡？
請描述曾閱讀的推理小說，宛如您在臨床上診斷疾病的過程。

---

1. 福爾摩斯：Sherlock Holmes，柯南・道爾筆下的神探

邏輯推演是個相當有趣的過程！將幾個零碎的片段，用合理的次序串聯起來，獲得事件的全貌。

推理小說裡的主角，時常竭盡所能地從命案現場中找出任何看似尋常，實則是重要關鍵的蛛絲馬跡，還要花時間去了解被害者的背景、人際網絡、社經地位等線索，以便透徹了解一切事件發生的始末，進而推測兇手的動機。臨床上，我們做病史的詢問也是在尋找任何可能導致疾病的原因，從病人還在胚胎發育的過程到身心成長發展的變化，甚至是家庭背景，工作環境等日常生活中的小習慣都可能影響病人的身體健康。

但是，在小說裡，屍體不會說謊不會改變，而且真相只有一個，當兇手承認罪行之後即真相大白了，然而醫學本身就有許多不確定性，今天疾病的樣貌可能明天又換成另一種風貌。醫師永遠都在跟疾病比賽，一邊治療一邊猜測下一步可能的發展，並試圖阻止其繼續發展，疾病卻不會自己告訴你為何會發生，甚至許多時候，醫師花了許多時間力氣卻依然是無功而返，找不到哪個可以歸咎的病因！而且就算是找到了，依然有一部分錯誤的可能性。

在我進入醫學系以前我就非常喜歡閱讀推理小說，一直到現在，閒暇時我也是盡可能花些時間閱讀一本好書，但我認為推理小說畢竟是在看別人的故事，和現實臨床推理終究不一樣。說故事的人總是要將事件的 Key Point 交代清楚，配合緊湊誇張的劇情才能引人入勝，若故事跟現實相差甚遠也因為是小說，不會遭受太多的責難。

然而醫學上許多 Case 卻是重複而看似平凡無奇的情境，而且故事中是醫生本身參與了劇情的發展，我們找到許多線索，但可能有些有相關，有些則無，我們要去判斷哪些線索是有意義的，哪些可以排除，最後的故事情節究竟合不合理？是否符合觀眾（家屬）的期待？這是小說所無法比擬的啊！而進入臨床後，我發現觀察力更是幫助我們了解「病人」的重要條件之一，有些線索可以

藉由觀察病人的週遭、病床擺放的物件、病人無意表露出的習慣而發現，時常也能發現許多有趣的事情，現實人生總是比小說還要精采啊！

　　我非常喜歡華裔女醫師「泰絲‧格里森（Tess Gerritsen）」的作品，閱讀的第一本小說是《貝納德的墮落 Harvest》。場景是心臟移植和器官買賣的黑暗，面對一連串利益薰心的考驗和現實人性的選擇，抉擇的同時也是要付出代價。面對兩個都迫切需要被救治的病人，如果你只能救活一個人，你會選擇誰？既然故事背景是醫學領域，主角當然也是個醫師，她秉持著自己的良知做出了選擇，卻將自己陷入危險之中，回推和病人的談話中才發現事有蹊蹺，進而回溯追查，拼湊出事實的全貌。

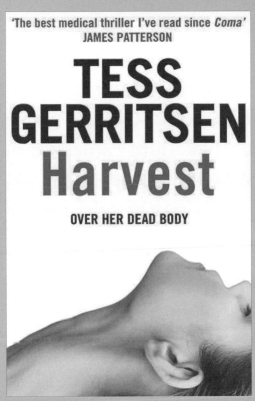
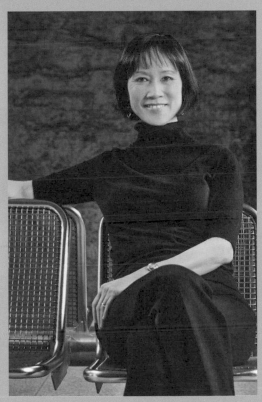

陳亭安 K97085

上圖：泰絲‧格里森的推理小說 Harvest

閱讀推理小說的樂趣之一，就像是作者與讀者之間智慧的角力遊戲。作者在提供足夠的證據之後，經過了各種不同角度的邏輯推演，小說是否暢銷，論述是否高明，就看作者能不能成功的給予讀者一個意外的驚喜，讓結局合理又完美。讀者也嘗試著能不能在書中主角尚未宣布破案前，事先猜出誰是兇手！全球成千上萬推理小說迷，無不陶醉在那些一幕接一幕的懸疑情節當中，心情的高低起伏，就看故事的高潮轉折如何安排，案子破了就期待下一個新案子的出現！這種讀者與作者之間的角力遊戲，從 1841 年美國小說家愛倫‧坡（Edgar Allan Poe, 1809-1849）推出的第一部推理小說：莫爾格街凶殺案（The Murders in the Rue Morgue）後，就在全世界各角落反覆地進行著，而且樂此不疲！

傑出的推理小說不僅讓讀者引頸企盼新作品的問世，它也會啟發有潛力的讀者變成另一位名家！愛倫‧坡他創造了杜賓（C. Auguste Dupin）探長，英國籍醫師兼小說家柯南‧道爾（Arthur Canon Doyle, 1859-1930）本身就是愛倫‧坡懸疑小說的書迷，小說中杜賓探長辦案，抽絲剝繭並抓到罪犯的過程，猶如醫師從病人臨床症狀的觀察與問診而找出病因的過程是一樣的。這激發了柯南‧道爾創作偵探犯罪小說的基因，加上他在醫學院求學時，有一位觀察能力非常敏銳的老師約瑟夫‧貝爾醫師（Joseph Bell）讓他非常佩服。因此，柯南‧道爾以貝爾醫師當他書中主角的原型，在 1887 年的小說「血字的研究」中（A study in scarlet）創造了有史以來虛構人物中影響力最大的私家偵探：夏洛克‧福爾摩斯（Sherlock Holmes）！

福爾摩斯強調理想的偵探須具備三項必要條件，就是觀察、推理能力與知識。不僅在辦案時，就連在日常生活中他都巧妙的應用這些神奇的能力。在小說中，透過華生第一人稱的紀錄顯示，他與福爾摩斯都喜歡洗土耳其浴，也就是三溫暖，有一次華生回到他們的租屋處福爾摩斯看了一眼華生的鞋子就說：「去洗土耳其浴回來啦！」這次福爾摩斯看的不是鞋子上的泥土，而是鞋帶的綁法與華生往常的方式不一樣！這表示華生曾經脫下鞋子，根據福爾摩斯的推斷，華生只有在兩種情況下才會脫下鞋子，一個是他去找鞋匠修皮鞋，但今天穿的鞋子是新鞋，所以沒有理由去找鞋匠，另一種情況脫鞋

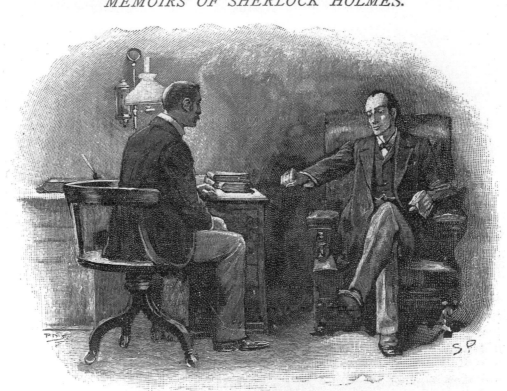

MEMOIRS OF SHERLOCK HOLMES.

上圖：推理小說插畫 "Holmes and Watson in Watson's consulting room"

後會幫你綁鞋帶的只有土耳其浴的服務人員了！真不愧是神探！看到穿新鞋與鞋帶不一樣的綁法是觀察，知道替顧客綁鞋帶只有鞋匠和土耳其浴服務生的是知識，而判斷華生去土耳其浴而不是去鞋匠那兒則是推理能力了！

西方的推理小說開始於美國而在英國大放異彩，柯南·道爾的著作絕對影響了法國作家莫里斯·盧布朗（Maurice Leblanc, 1864-1941）。當夏洛克·福爾摩斯 1887 年在倫敦貝克街 221 號 B 座開始辦案，18 年後的 1905 年，推理小說中的另一位閃亮明星怪盜亞森·羅蘋（Arsène Lupin）在法國轟動登場並開始作案！推理小說中的另類英法戰爭從此展開，當法國警方對神出鬼沒的亞森·羅蘋束手無策時，就會跨海請英國神探前來幫忙，只是在盧布朗的書中 Sherlock Holmes 被幽默的改名為 Herlock Sholmes。大名鼎鼎的神探對上劫富濟貧的羅賓漢，雙方的鬥智精采絕倫，誰技高一籌一直是兩派粉絲爭論的焦點。

其實，兩人不分軒輊，亦敵亦友，應該是棋逢敵手英雄惜英雄，不過在盧布朗筆下似乎羅蘋還是道高一尺魔高一丈。很多我這一代的台灣讀者（1960 年前後出生），童年都是看「福爾摩斯」和「亞森羅蘋」長大的。

對華文世界的讀者而言，金庸作品集是很多人共同的話題與回憶！金學研究應該也是許多人博士論文的題材。金庸說：「小說是寫給人看的，小說的內容是人！」他認為：「小說作者最大的企求莫過

於創造一些人物，使得他們在讀者心中變成活生生的有血有肉的人。」的確，讀過小說，再加上一代又一代不同版本的影視製片，郭靖、黃藥師、東邪西毒、楊過、小龍女乃至於福爾摩斯、亞森羅蘋等都已像是認識多年的朋友，他們鮮明的性格特色已深深刻劃在全世界的讀者心中，甚至變成日常生活用語的一部分！

金庸小說中也有許多精采的推理情節，但讓我在讚嘆他媲美英法兩位大師的巧思布局之餘，又心痛不已掩卷唏噓的，當屬飛狐外傳中胡斐身中三種劇毒之後無法動彈之際，程靈素為愛殉情的那一段文字。胡斐中的毒，醫書上說無藥可治，其實是可以用口將毒血吸出來保命，但是吸血的人會因此喪命。毒手藥王認為世上必無此種癡人，因而寫「無藥可治」。沒想到他最鍾愛的關門弟子程靈素就是如此癡情之人！

在她死前早已預料歹徒一定會回來加害於胡斐，因此在暗處放置了混有毒藥的蠟燭，推算他們應會點亮以看清周遭環境。程靈素不僅在生前救了胡斐，就是在死後也能靠著她聰慧的邏輯推理，繼續保護她的情郎並殺了她的仇人！程靈素是金庸小說中最讓我動容的女子！金庸作品也是我心目中最喜歡的推理小說之一。

有人說推理小說的四項要件是：發端要神秘、經緯要緊張、解決要合理、結果要意外！身為資深推理小說讀者，是不是也應該試寫一篇懸疑短文，至少符合四項要件中的一項：結果要意外，於是有了「第三把飛刀」。

第三把飛刀

在江湖上，三把刀是非常受到敬重的好漢，他為人正義、慷慨，時常濟貧扶弱，走遍大江南北，不管是大城或是小鎮，可以常常聽到人們對三把刀的稱讚與懷念。

但是，在武林中，三把刀最被津津樂道的，是他那打遍天下無敵手的飛刀絕技，二十年來，與他對決的高手能夠閃過他的第一，與第二把飛刀，可是卻從來沒有人，能躲過他那直奔敵人要害的第三把飛刀。三把刀的飛刀功夫能聞名天下，主要是他早年初入江湖的時候，為了剷除地方惡霸、綠林大盜，或者是魚肉鄉民的貪官汙吏，而不得不使出的正義之道。隨著歲月與好名聲的累積，他儼然成為武林公認的盟主。

其實，三把刀是個愛好和平的人，他並不在乎武功是否天下第一的名號，在仗義行俠多年之後，他最想做的事情就是能與妻子兒孫快快樂樂的共度餘生。可是，人在江湖，身不由己，越來越多武功一流的江湖高手，為了爭奪武林盟主的虛名，紛紛下戰帖，挑戰三把刀的飛刀絕技，因為能打敗三把刀就表示他的武功能獨步天下。只要三把刀還活著，這種生死搏鬥就不會停歇。

三把刀一直認為，飛刀是用來維持正義懲罰壞人，而不是用來爭名奪利的。於是他決定遠離江湖是非，化身為無名小卒一介平民，帶

著他心愛的家人，隱姓埋名，置身於不知名的深山中，過著閒雲野鶴、耕田讀書、子女兒孫繞膝而戲的幸福生活。度過了這輩子最平靜快樂的夏秋兩季，三把刀正慶幸著已被紛擾多事的江湖所遺忘，而他也非常享受日出而作，日落而息的農稼生活，墾地植物，自給自足，此刻的三把刀自認為是全天下最幸福的人。 直到黑衣人的出現……

在剛下過冬天第一場雪的清晨，一個身著黑色勁裝的劍客，站在三把刀農舍外的小丘上，等待著三把刀的前來。黑衣人眉宇之間雖然滿佈滄桑，但是他的眼神卻充滿著異常自信的神采。

在武林中，黑衣人已是位響噹噹的大人物。他快如閃電，詭譎多變的劍法，在電光一閃的出劍入鞘之間，多少門派的成名高手，已是他劍下亡魂！黑衣人一向獨來獨往，亦正亦邪，在江湖上，時有傳聞他多次路見不平襄助受欺壓的老弱婦孺，但他也接受重金委託不問對錯，為三教九流黑白兩道的大小人物，解決永遠糾結不清、恩怨難明的是是非非！

黑衣人藝成下山之時，正是三把刀聲名如日中天之際，從那一刻起，「打敗三把刀」就成了黑衣人平生最大的目標。

過去幾年，在三把刀與惡人決戰之際，黑衣人總是躲在遠處隱密的角落裡，觀看三把刀出手的每一招一式，研判著該如何一一化解這絕世泰斗深不可測的功夫。高手如黑衣人者，也不得不讚嘆三把刀

的精湛武學，尤其是那手無法預測何時會發、從何角度發出的飛刀！這樣的對手讓他又敬又恨，敬的是三把刀的人才，恨的是有三把刀在，他就是永遠的榜眼！

黑衣人已默默地、靜靜地觀察了十年，直到三把刀神秘失蹤於江湖中。武林中也只有黑衣人知道三把刀的隱居之處。情勢已經很明顯，三把刀必須赴他此生中最後一場決鬥，無論結局是輸是贏！高手對決一觸即發，兩個激烈纏鬥的黑白雙影，在細雪紛飛中，分不出刀光劍影是出自哪個分身？

三把刀退隱之後已鮮少練劍，已過中年的他雙鬢微白，身手雖在，但已不復當年巔峰狀態。此刻，三把刀正面臨自他步入江湖以來最險惡的絕境，黑衣人一劍快似一劍的狠招，接連劃破了他從未被對手碰觸過的衣袖，而三把刀往常綿密毫無破綻的攻勢，卻被正值壯年的黑衣人輕易閃過。

當代兩位絕世武者的鏖戰時辰，已遠超過三把刀曾有的任一戰役！他的步法逐漸蹣跚，稍微一個踉蹌，黑衣人手中快劍已點中三把刀右腿，雖是皮肉之傷，卻已在雪地上飛濺出一串長長的斑斑血跡！這是身經百戰的三把刀未曾經歷過的劣勢。他心中不禁納悶，為何這後輩高手對他瞭若指掌？

黑衣人嘴角微微上揚，盤算著下一劍將會讓他成為天下第一，但他始終保持著高度的警覺，他觀察了三把刀十年，他知道該是發飛刀

的時刻了。果不其然，電光石火間，三把刀左腿向上一蹬隨即一個轉身，幾個亮點向黑衣人飛奔而去，黑衣人等待的就是這一刻！只見他瞬間抖動手中長劍打掉第一、二把飛刀，接著以他苦練多年的指力，接住了飛往他咽喉的第三把飛刀！黑衣人笑了，他是這世上唯一能拿下這把飛刀的人，但他卻輸了。因為此刻，第四把飛刀正插在他左側的胸膛上。

這是三把刀第一次也是最後一次將他的絕學「飛刀四式」全套用於決鬥中，而黑衣人是江湖上唯一曾經見識過的人！

第二天有人發現倒臥在雪地上的黑衣人，臉上表情似笑似哭，好像在生前經歷了一件令他難以置信的事！

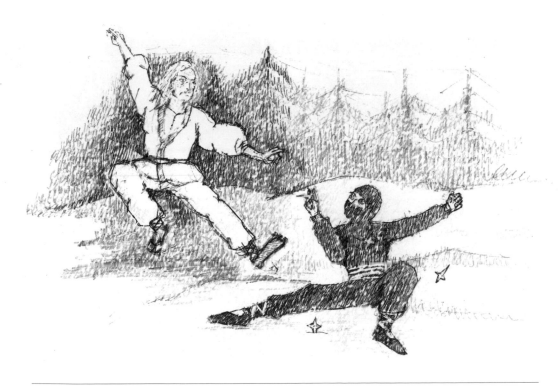

上圖：第四把飛刀，繪圖：妙。

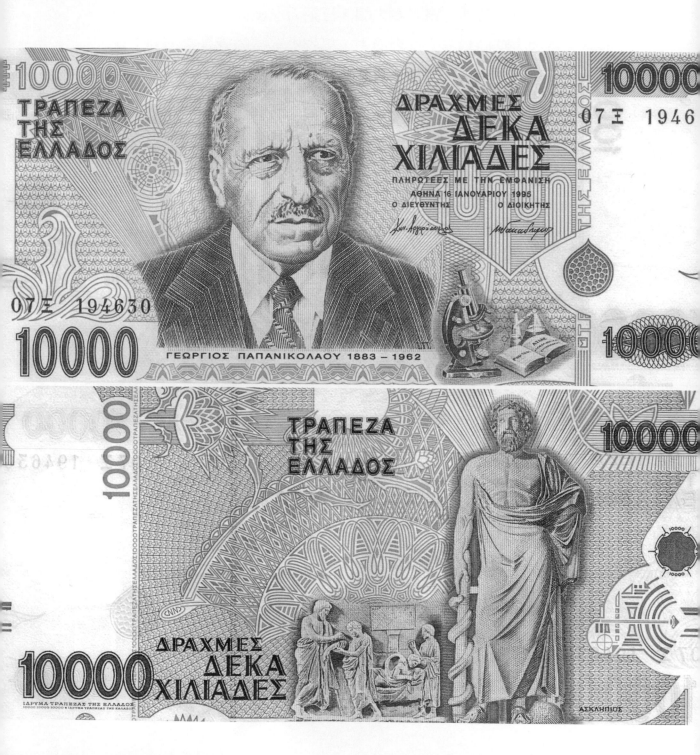

鈔票中也有人文

Q：希臘面額一萬的紙鈔，
正面人物「喬治・帕帕尼古拉烏」[1] 是 Pap smear[2] 的發明者，
反面的雕像則是希臘神話中的醫神 Asclepius。
一張鈔票是一個國家文化、歷史與社會的縮影，巧妙的匯集了它的
政治、經濟、文化、藝術、地理與景觀等豐富資訊。
請敘述一張讓你印象深刻的鈔票內容，
若你能設計新台幣圖案，你將怎麼做？

---

1. 喬治・帕帕尼古拉烏：Dr. Georgios Papanikolaou, 1883 - 1962
2. Pap smear：子宮頸抹片檢查

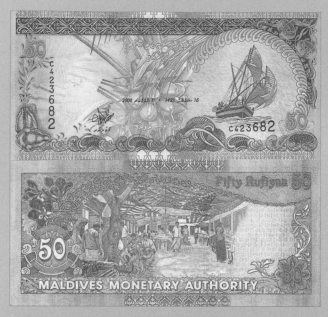

讓我印象深刻的鈔票，我想就非馬爾地夫莫屬了，這是一個位在印度西南方的國家，由一系列的珊瑚礁構成，整個國家經濟支柱為捕魚與觀光，可說是靠海洋維生的海島國家。

他們的貨幣正面是一艘舊式的帆船徜徉於海上，看似探索遠方尋求驚奇，又似引領群雄邁向未知，望向此幣闔起雙眼，隨著天馬般的思尋，彷彿可一窺舊時代的祕辛，先人的開疆擴土，老祖宗的披荊斬棘，馬爾地人的文化風情歷歷在目，縱有千種風情，更與何人說呢？一切由心感受。至於背面則是當地傳統市集，極富地方特色，忠實的紀錄了市集當時的意象。陽光透過樹叢，灑落在採買的人群中，買賣雙方，銀貨兩訖，交易的是貨物，又抑或是人情呢？雖然雙耳聽不見當時車水馬龍的情景，透過栩栩如生的圖書，似乎還能聽到賣家對我說，先生，我們魚貨現抓的，你要參考看看嗎？此時無聲勝有聲，你說是不是呢？

如果我能設計新台幣，我會讓原本一群小朋友看著的地球儀轉過來，讓大家都能看見台灣！也展現出台灣必須與世界接軌才能跟上時代的腳步，至於背面應該依每年不同而定，畫上年度對台最佳貢獻，值得表揚的人們，比如說我以後得諾貝爾醫學獎時，可以把我畫上去，不過要畫帥一點就是了。

吳振宇 9801069

上圖：馬爾地夫的紙幣 50 Rufiyaa

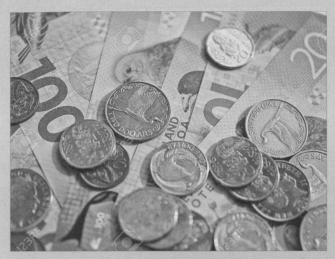

新台幣兩千元雖然市面上流通不廣，但其背面的櫻花鉤吻鮭讓人一眼就可認出，這一定就是代表台灣的標誌，相信不論是台灣人或是熟悉台灣的外國人都會這麼說。

看到希臘的鈔票再想想其他各國鈔票的圖像（如：日本、紐澳、美國還有歐洲各國等等），許多是以當地原生特有動植物、山川名勝或是對國家、對世界有重要貢獻的人，不會全部都是比較容易產生爭議的政治人物。

這樣推想回來，如果我能設計新台幣紙鈔或硬幣的圖案，我會放上台灣特有種動植物，推廣保育觀念。而且硬幣不易損毀，在台灣流通性佳，若比照紐西蘭錢幣上的 KIWI Bird，我們可以在銅板刻上台灣黑熊的英姿，豈不霸氣！

若是要在紙鈔上增添人物，我認為蔣渭水是一位值得大家紀念的先賢。他是一位醫師，但救治的不是少數民眾，而是整個台灣！在殖民統治時期提倡日台平等與言論自由、爭取議會直選、辦報紙，設立台灣文化協會與政黨。短短 40 年的生命在歷史的痕跡卻如斧鑿般讓人無法忽視，是為整個台灣開處方並親自配藥的醫師。將鈔票正面印上蔣醫師，彰顯台灣現今民主自由背後先賢的篳路藍縷；背面搭配國際知名的阿里山雲海與旭日東昇之景，可以推廣觀光，也期許台灣國力日強、蒸蒸日上。

何承儒 9801153

上圖：紐西蘭的錢幣及鈔票設計

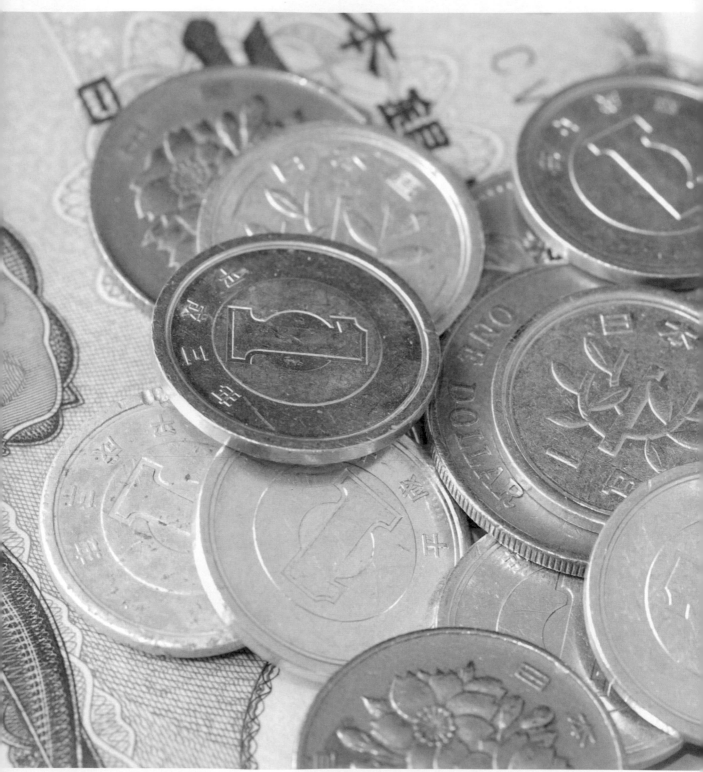

鈔票與郵票都可以代表一個國家訴說著她的過去、現在、與未來，它們的設計主題不外乎人物、代表性建築物、動植物生態、地理景觀、國家資源或經濟作物、社會文物風俗、展望與願景等等，一張鈔票應該可以說是幾張郵票的組合。如果一個導遊將一個國家所有面值的紙鈔集合起來，向觀光客看圖說故事，能將它的特色說得很生動有趣，那麼這國家的貨幣就不僅只是經濟流通的工具，也是異國文化交流的第一步，鈔票就是一個國家的名片！

世界各國最常出現的鈔票圖案就是人物了。人物創建國家，人物也豐富了國家的內涵，他們包括了政治家、探險家、科學家、運動員、藝術家等等，幾乎涵蓋了各行各業的翹楚。的確，社會發展愈多元則國家制度應該會愈健全。這些人物當中當然也包含了醫學相關的重要人物，在醫學教科書上看到的肖像會出現在紙鈔上，除了會心一笑外，也可以了解這個國家重視的是哪些層面的榮耀！

Pap smear 就是我們常說的子宮頸抹片檢查，它是由希臘醫師兼細胞病理學家喬治帕帕尼可勞（Georgios Papanikolaou, 1883-1962）在 1928 年發明的。Pap smear 就是取自他的姓氏前三字母（以下簡稱帕氏）。在子宮頸抹片發明之前，子宮頸癌常常是演進到後期症狀出現了才被診斷出來，這時候即使積極治療，癒後與存活率都很不好。在台灣子宮頸抹片推展很成功，現在大家都知道帕

氏抹片檢查可以早期偵測癌前病變，即使檢查出來是陽性，治療後不僅會痊癒還可以懷孕生小孩，自從帕氏抹片普遍施行後，全世界的子宮頸癌死亡率下降近 70%，這實在是很偉大的成就。雖然 Pap smear 在 1928 年就已發展出來，但新技術的實用性一開始總是受到質疑的，它一直到 1940 年代才開始被美國醫界認可並逐漸廣泛使用到其他國家。

著名的前阿根廷第一夫人伊娃裴隆（Eva Peron，又稱裴隆夫人）因為子宮頸癌在 1952 年去世，享年 33 歲。電影「阿根廷別為我哭泣」（Don't Cry for Me Argentina）就是在演她的故事，而阿根廷要在 1960 年後才開始普遍有子宮頸抹片檢查。歷史總是讓人讚嘆的同時又令人唏噓不已！帕氏並沒有得諾貝爾獎，但他的成就已足以讓他的肖像印上鈔票。鈔票背面是希臘神話中的醫神阿斯克勒庇俄斯（Asclepius），真是一古一今相得益彰。

因獲得諾貝爾醫學及生理學獎而印上鈔票的也大有人在，在奧地利

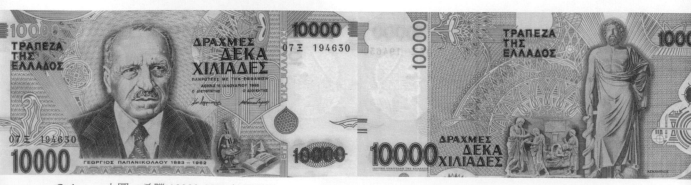

上圖：希臘 10000 GRD 鈔票設計

將其貨幣改為歐元之前，其 1000 奧地利希林（ATS）紙鈔上印的就是 1930 年諾貝爾獎得主，輸血醫學之父卡爾‧蘭德史坦納（Karl Landsteiner, 1868-1943）。

蘭德史坦納在 1901 年發現了人類 ABO 血型系統，1909 年發現除了 ABO 三種血型外，還存在著較為稀少的第四種類型也就是 AB 型。他證明不同血型之間輸血會產生凝結反應造成生命危險，而相同血型的人則不會。這研究成果解釋了以往輸血失敗的主要原因，對於輸血醫學與外科手術成功率貢獻很大。後來他注意到在極少數的情況下，會發生輸同型血卻仍然產生溶血現象，機率雖不高但對病人生命仍具有很大的威脅。終於在美國洛克斐勒研究所與亞歷山大‧維納（Alexanden Wiener, 1907-1976）於 1937 年發現恆河因子（Rhesus factor），也就是 RH 血型，解決了輸血史上的大問題。每年的 6 月 14 日訂為「世界捐血日」（World Blood Donor Day）就是以蘭德史坦納的生日來紀念他維護人類生命安全所做的偉大貢獻。

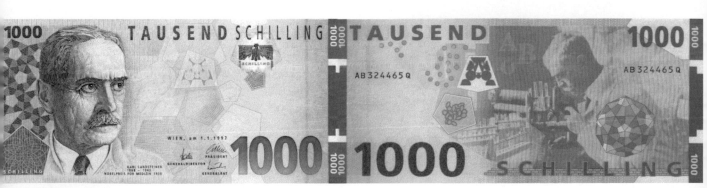

上圖：奧地利 1000 ATS 鈔票設計

大部分的人都知道青黴素（Penicillin）是由英國細菌學家亞力山大·佛萊明（Alexander Fleming, 1881-1955）於 1928 年發現，但是如果沒有澳大利亞藥理學家豪爾·佛洛里（Howard Florey, 1898-1968），與德裔英國生化學家恩斯特錢恩（Ernst Boris Chain, 1906-1979），從佛萊明的培養液中成功純化出盤尼西林，也就是青黴素，並且試驗出有效劑量，那麼，就沒有這劃時代抗生素的臨床應用。

佛洛里是第一個進行青黴素臨床試驗的人，在 1941 年他第一次用盤尼西林治療一位因嘴角感染金黃色葡萄球菌與鏈球菌而蔓延至整個臉部腫脹的病人，在接受治療的第一天病人的症狀就明顯改善，可惜因劑量生產不夠，病人最終還是去世，但他們曉得已找到空前的救命藥物！青黴素的大量生產，據估計至少拯救了八千二百萬人的生命。青黴素與原子彈和雷達並列第二次世界大戰三大發明之一。盤尼西林對延長人類壽命的偉大貢獻，讓佛萊明、佛洛里與錢恩共同獲得 1945 年諾貝爾醫學與生理學獎。澳洲前首相羅伯孟

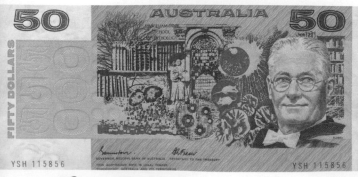
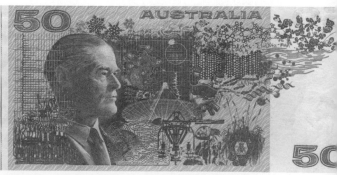

上圖：澳大利亞 50 AUD 鈔票設計

茲（Robert Menzies, 1894-1978）曾說過：「若是對全世界的健康福祉而言，佛洛里是在澳洲出生的人裡最重要的一位」！而佛洛里也曾是澳大利亞 50 澳元（AUD）紙鈔上的肖像人物。

其實，台灣目前發行的紙鈔我認為設計得很不錯，涵蓋很多層面。我很樂意也很享受透過鈔票看圖說故事，介紹台灣給國外來訪的友人。伍佰圓鈔票的正面是台東縣南王國小棒球隊獲得少棒錦標賽冠軍時，全隊擲帽歡呼的照片，這隊伍也曾在 1998，1999 連續兩年獲得美國世界少棒錦標賽冠軍！這張圖象徵著我們對體育的重視。

一千圓鈔票的正面則是四名小學生聚精會神的放眼世界在地球儀前討論的情景，鈔票右側還有一位女學生在使用顯微鏡，左側則是一座天文望遠鏡，這代表著我們教育的普及並且立足台灣走向國際舞台。新台幣貳千圓鈔票在 2002 年七月發行，正面是碟形天線與中華衛星一號，代表台灣科技的進步，鈔票左側則是位於台北地標 101 大樓附近的世貿中心，顯現進出口是台灣重要的經濟命脈！所

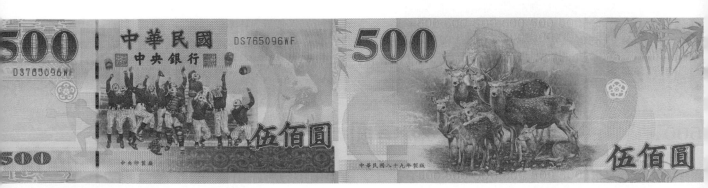

上圖：中華民國 500 TWD 鈔票設計

以 500、1000、2000 元的鈔票正面提供了台灣目前國家的發展方向，而它們的背面則呈現了台灣的山岳之美與生態保育的概念。台灣這小島上，山岳地形就占了全島三分之二的面積，3000 公尺以上的山岳超過 250 座，高山密度高又處亞熱帶地區，造就了豐富的自然生態資源，這是台灣最美麗的特色，當然要在鈔票上呈現。新台幣 500 元紙鈔的背面是梅花鹿與大壩尖山，1000 元是帝雉與東北亞最高峰玉山，2000 元則是櫻花鉤吻鮭與南湖大山。500 公尺、1000 公尺與 2000 公尺分別是這些動物生長的海拔高度，把牠們放在相等的幣值上真是獨具匠心。

台灣梅花鹿是本島的特有品種，最後一隻野生梅花鹿已在 1969 年絕跡，目前在墾丁國家公園有復育及野放的鹿群，希望有一天牠們能再大量活躍於台灣的山林之中。目前台灣特有種野鳥共有二十七種，帝雉是其中之一，又名黑長尾雉，也是特有種鳥類中體型最大者。雄鳥羽毛華麗尊貴，頗有鳥中之王的氣勢，是台灣「國鳥」候選的熱門鳥種！

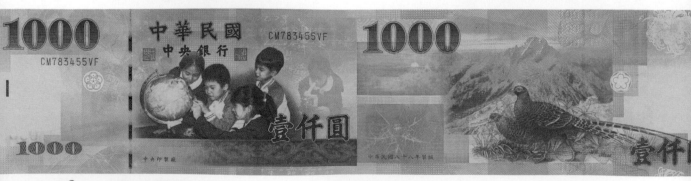

　上圖：中華民國 1000 TWD 鈔票設計

櫻花鉤吻鮭也是台灣特有亞種，是位於亞熱帶台灣島上唯一的溫帶性魚類，它們只能生長在水溫攝氏 16 度以下的溪流中，在台灣只有海拔 1500 公尺以上的河川上游才能找到 16 度的平均溫。櫻花鉤吻鮭是冰河時期因地殼劇烈起伏，被困在台灣高山溪流中而成為陸封性鮭魚，台灣能有溫帶性鮭魚實在是大自然無法預測的變動而造成的奇蹟，世界獨一無二，不但稀有而且瀕臨絕種，是名符其實的國寶魚。

提到台灣歷史絕對不能忽略原住民文化，而原住民的生活則與高山息息相關，大霸尖山四面是直立的懸崖，素有「世紀奇峰」之稱，是泰雅族人的聖山，也是賽夏族傳說中祖先的發源地。玉山則是台灣布農族與鄒族共同的聖山。南湖大山則是山勢磅礡，素有帝王之山美名。南湖大山是蘭陽溪的源頭，泰雅族也視為聖山。

除了動物外，許多植物、花朵也隱藏在台灣的紙鈔中。100 元的背面上方有數朵梅花默默地綻放著，200 元背面的右上方則是美麗的

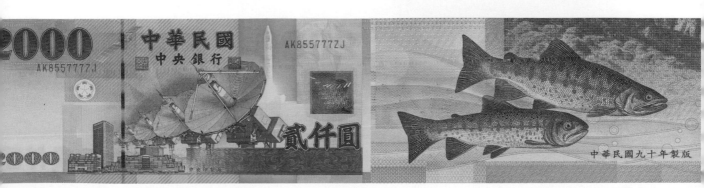

上圖：中華民國 2000 TWD 鈔票設計

蘭花，500 元則是竹子，1000 元紙鈔背面的植物則相當精彩，右上角是菊花與前面的梅、蘭、竹剛好組成「四君子」。左下角則是玉山薊，是台灣特有的植物，生長於海拔 3000 公尺以上的環境。玉山、帝雉與玉山薊三足鼎立，是最能代表台灣高山生態及特有動植物。仔細看環繞在一雙帝雉周圍的，還包括有麥門冬、金線蓮、七葉一枝花與射干等四種植物。新台幣紙鈔上這麼多的巧思與玄機，值得向中央銀行拍手致意！ 2000 圓背面右上角則是松樹與竹子和梅花組成「歲寒三友」。

若能設計新台幣圖案，我的重點會放在 50 圓硬幣上。美國紙鈔上幾乎都是政治人物，看似單調，但是收集美國 50 州流通中的 25 分錢（Quarter Dollor）紀念幣，則是許多人的樂趣，每一枚紀念幣代表各個州獨特的歷史、傳統與標誌。它們由各州民眾設計圖案，最後由各州的州長與美國財政部討論後定案。他們希望藉此讓年輕一代能了解各州的人文歷史與傳統文化。比如北卡羅萊納州紀念幣上，就是以萊特兄弟第一次飛行的經典照片為圖像，讓人知道

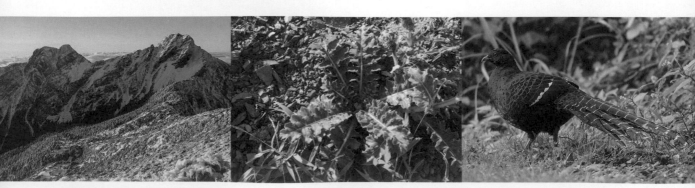

　上圖：在中華民國紙鈔上出現的玉山、玉山薊及帝雉

歷史上的這一刻發生在北卡！阿拉巴馬州印鑄的則是教育家海倫凱勒（Helen Keller, 1880-1968）的身影，並且刻有勇氣（Spirit of Courage）的字樣，讓人知道該州出了這麼樣的一個偉大人物！加州的圖案則是美國早期環保運動領袖約翰繆爾（John Muir, 1838-1914），與著名的國家公園優勝美地（Yosevmite Valley）。收集50 州的 25 分錢紀念幣宛如上了一堂美國人文歷史課！

台灣可以把每個縣市的特色主題表現在 50 圓的錢幣上。比如屏東縣可以用墾丁國家公園；花蓮縣太魯閣國家公園、清水斷崖；台南縣鹽水蜂炮；台東縣可以用蘭嶼飛魚祭加上達悟族的拼板舟等等，放在市面上流通，一定可以使人民或觀光客更進一步了解台灣並喜歡台灣。

我印象中最深刻，第一眼就被吸引並詢問誰是圖中美女的鈔票，就是歐元 2002 年流通前，德國 100 馬克上的克拉拉舒曼（Clara Schuman, 1819-1896）。德國工藝的版面雕刻，當然把克拉拉融合

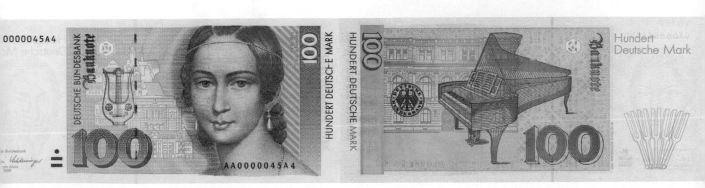

上圖：德國 100 DEM 鈔票設計

東西方美女的特質表達得淋漓盡致,但是德國偉大的音樂作曲演奏家何其多,巴赫、貝多芬、華格納等等成就都很高,為何獨鍾於她?也許是德國政府要突顯女性在歷史上的重要地位而選擇她,但是無論是從哪一個層面來看,克拉拉舒曼的屏雀中選都值得為她喝采!她本身就是一位非常獨立的女性,在世時已靠著她高超的琴藝享譽當時的樂壇,透過她音樂上的詮釋,一生皆牽情於她的德國兩位浪漫派前後期大師,舒曼(Robert Schumann, 1810-1856)與布拉姆斯(Johannes Brahms, 1833-1897)的作品才得以有最完美的表現!也只有她才能進入他們創作的神髓,而克拉拉舒曼本身也是這兩位師徒終生創作的泉源。作為一位妻子,舒曼在世時,克拉拉始終小心維護著舒曼脆弱的男性自尊,而她與布拉姆斯之間夾雜著對於音樂與情感上矛盾的微妙愛戀關係,始終是浪漫樂派中最動人的愛情故事。德國樂壇少了克拉拉,會不會比較寂寞無趣一些?

鈔票人人愛,以後看鈔票除了它的幣值外,也別忘了看看它長什麼樣子,也許一個精彩的人文典故正等著你去發現!

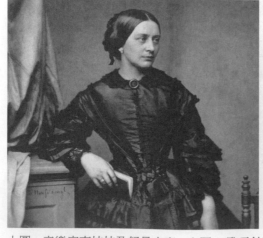 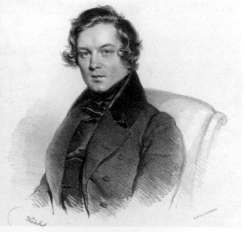

上圖:音樂家克拉拉及舒曼夫妻;右圖:歐元鈔票設計(Photo via pxhere)

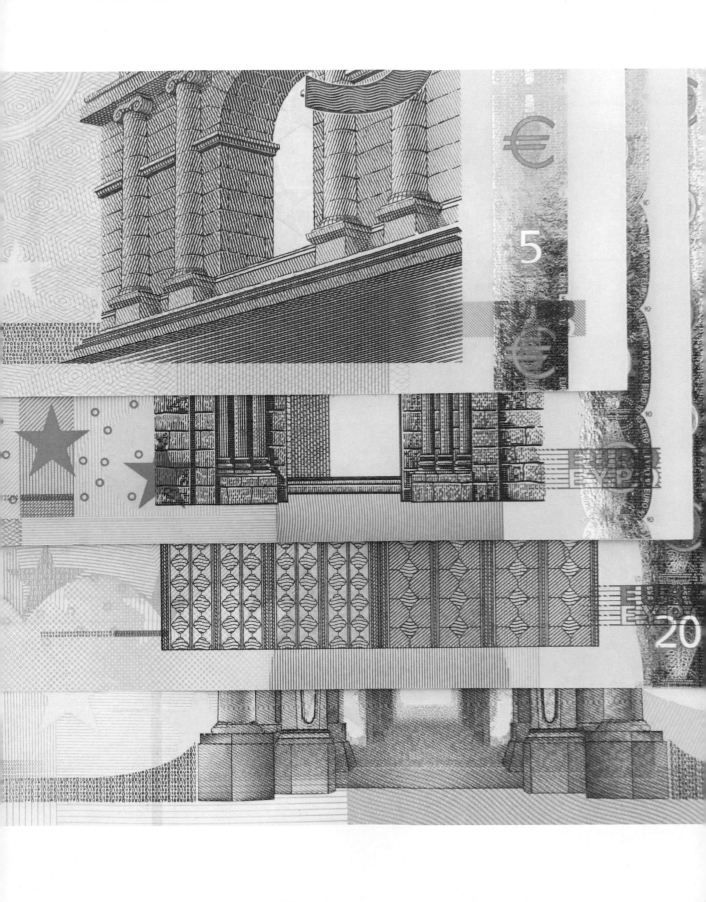

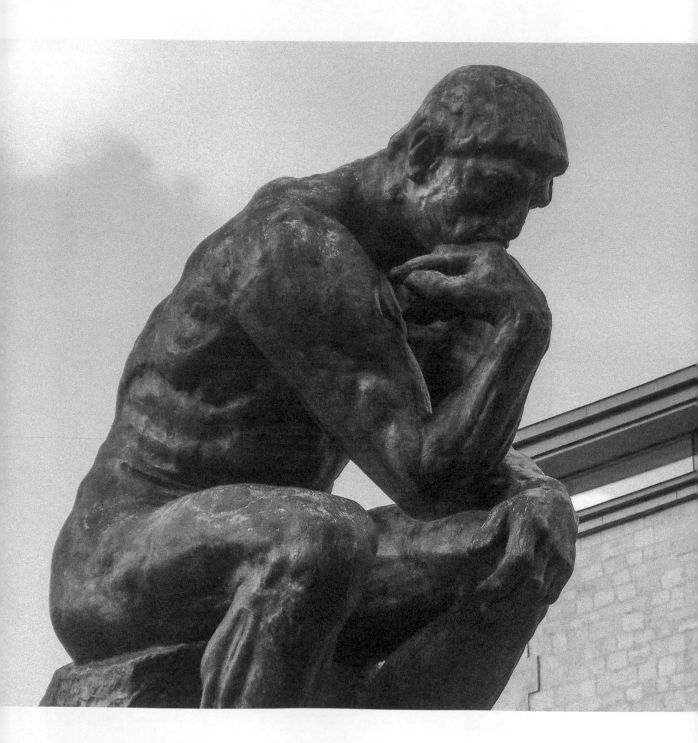

羅丹
沉思者

Q：沉思者是法國十九世紀重要雕塑家羅丹[1]的知名作品。
你認為沉思者是在想什麼？
羅丹的一生，無論是其他藝術創作，還是生活軼事，
還有哪一件事情你最想與大家分享心得？

---

1. 奧古斯特・羅丹：Auguste Rodin, 1840 - 1917

羅丹生於貧困的家庭，因為對藝術高度的興趣而去就讀藝術學院 Petite École，羅丹的啟蒙老師 Horace Lecoq de Boisbaudran 教導羅丹要用自己的雙眼去觀察並感受而非學院派循規蹈矩的處理藝術。羅丹將自己的雕刻作品拿去推薦入學許多著名的藝術學院，但是皆被拒於門外。羅丹在之後的二十年過著工匠似的生活並以高度裝飾的雕塑和建築來養活自己。

羅丹的姐姐因為失意的戀情而進入修道院生活，脆弱的精神飽受病痛折磨，終因腹膜炎早逝。曾受姊姊照顧的羅丹因此大受影響也進入修道院，然而其對藝術的熱情和修道院清淡的生活使他陷入矛盾和痛苦，修道院的院長看出羅丹的天份和心中的矛盾，開導並鼓勵他還俗，開啟他藝術創作的道路。

他創作時在意"光"在作品表面的表現，並將其所要展現的思想內涵融入到作品中去，使雕塑藝術成為一種強有力的語言。三十五歲之前，羅丹的個人風格還沒有確定，1875 年，羅丹訪問意大利，對偉大的米開朗基羅讚賞備至，也對其日後的創作產生了巨大影響。其中《青銅時代》這件作品太過逼真，以至於人們說他是根據真人所塑造的，被評論界認為是用人體澆鑄而成，並非自己的創作。因為這次事件的抨擊，羅丹開始思考，太過相像的作品代表毫無新意且不利深層思想的表現。

羅丹的雕塑在外表的處理上複雜且具張力，羅丹目前最著名的雕刻在生前飽受批評，因為羅丹並沒遵守傳統的風格－公式化、主題化、高度裝飾性。當時人們崇尚神話以及寓言題材，而羅丹的雕刻則是現實，崇尚個性及現實肉體的呈現，儘管羅丹對周圍的詆毀聲浪很敏感，但仍然拒絕改變他的創作風格。

沉思者就是很好的例子，羅丹晚年時已經是家喻戶曉的藝術家，而在晚年的作品《沉思者》公開時，隨即受到了排山倒海的負評。《沉思者》面容扭曲，全身肌肉收縮緊繃，連細節都在用力收縮，體現心中凝重且深層的苦腦。沉思者是羅丹晚期的作品，我認為羅丹在雕塑時也在自我回顧，並且思考著自身漫

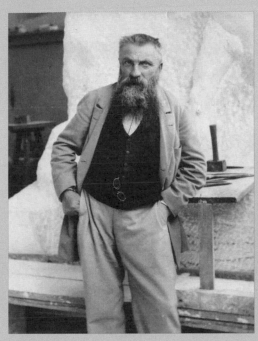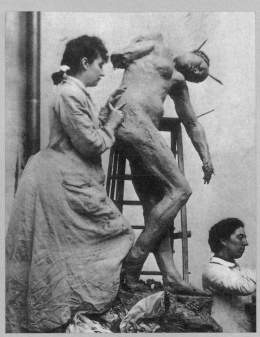

長人生歲月中的抉擇。他並非大而化之的人，對自己的創作不被認同時，會感到寂寞痛苦以及憤恨，這也是為何在《青銅時代》展出後受到議論時，他在空曠的地方直接當場雕塑了同一尊雕像來排除人們的指摘。從年輕開始時選擇的藝術道路，在自身創作的探索以及傳統價值束縛的平衡點，忍受不被大眾接受的痛苦，而這樣子的羅丹卻還是選擇了一生面對眾人抨擊的人生。

　羅丹在人性情感以及愛情糾葛的處理讓身邊多人為其痛苦，人類的一生都會面對著許多的抉擇，是否有人因為自己選擇的路而倍受折磨？選擇的叉路眾多且無法預期，而我們行醫之路也是時常在作抉擇，生命來來去去，有時在夜深人靜的時候，回想起過去的病人治療的過程，一句謝謝和微笑、一場急救後在手中溫熱的斷裂肋骨和內臟起伏的手感、對生命尊嚴和存活的取捨、對自己所開立的醫囑，和家屬間的溝通和治療方式的選擇，是對是錯？不禁陷入一陣沉思且反覆難眠。

蔡雨潔 9801124

上圖左：工作室裡的羅丹；上圖右：工作中的卡蜜爾，是羅丹創作生涯的重要夥伴

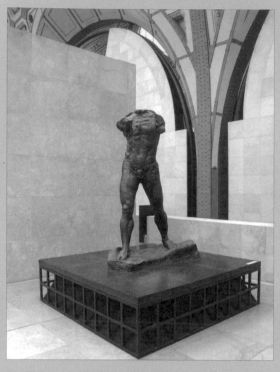

沉思者，採用了現實主義的手法來表達人文主義精神。雕像人物俯首而坐，藉著身體的扭轉，把右肘放在左膝上，托著下巴的手摀著嘴唇，深陷的眼窩裡目光下視，表情凝重，似乎陷入深思、冥想之中。我想，沉思者應該是在想著一生漫長而永無止盡的思緒糾結與思考人性的矛盾吧？

這一名充滿力量的男子，肌肉健壯、飽滿。但是羅丹讓我們看的是人存在的價值，並不只是肉體，而是思考，有思考才有文明。在工作的壓力下，思考在我們現在生活中已經成為奢侈的活動，缺乏思考的人生，整天就像個機器人，典型的一天就是制式地做完工作後，回家便倒頭大睡。

唯有靜下心來思考，想想今天做錯了那些事，遺漏了甚麼，才能有所進步。我們每個人心中都住著赤裸裸的沉思者，只有保持與自己內心對話的好習慣，才可以在繁忙的生活裡，找到心靈的寄託。

而羅丹除了《沉思者》，最讓我有啟發的就是他在 1877 到 1878 年間的創作《行走的人》，沒有頭也沒有兩臂，只有軀體以及雙腳，但也因此讓「走」的姿勢更突出、更強烈。《行走的人》所表現的正是邁開大步，雖然看不到表情，但卻感受得到邁步直前的力量，提醒我要勇敢地往目標前進，就算不知道這條路會遇到甚麼挫折，也要像這座雕像一樣，抬頭挺胸向前走！

林資洋 9801064

上圖：法國奧賽美術館的羅丹作品「行走的人」（Photo by Spencer Means）

羅丹用《沈思者》的形象來象徵詩人但丁，但也象徵羅丹自己，甚至全人類。該雕像表達了但丁對地獄中的種種罪惡以及目前眼下的人間悲劇進行思考，在對人類表示同情與愛惜的同時，內心也隱藏著苦悶及強烈的思想矛盾。而前額與眉弓突出，但雙目下凹以致出現黑影，加上壓彎的肋骨和緊張的肌肉、收縮的小腿肌腱，以及痙攣彎曲的腳趾則體現出人物內心的極度壓抑和隱藏的痛苦。羅丹曾說：「一個人的形象和姿態必然顯露出他心中的情感，形體表達內在精神，對於懂得這樣看法的人，裸體是最具有豐富意義的。」《沈思者》利用其肌肉的緊繃的張力與線條所呈現的力量美感，更能襯托出作者想要表達出來的情感深意。

對我來說，《沉思者》的作者所要表達的意境已不可考，但是這個作品帶給了我一個啟示，教導我們必須常常沉思，沉思我們的日常生活，我們的所作所為，我們生活在這個世界上的意義，曾子曰：吾日三省吾身，古人時常強調反省、沉思的重要性，每個人活在世界上，都有其存在的意義，對我而言，時常反思自己日常生活所犯的錯誤，不論是與朋友間的互動，或是對家人的態度等等；自己身為醫學生有沒有做到自己應盡的本分，每天有沒有比昨天的自己更進步一點，都是我們可以值得深思及長考的目標。唯有常常思考自己不足的人才能有更豐富的心靈，把自己推向更輝煌的未來。

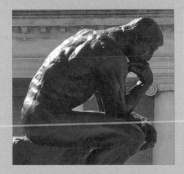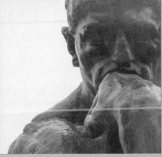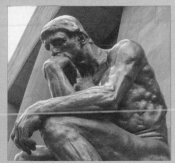

傅家駒 K98046

上圖：從不同角度觀看羅丹作品「沉思者」

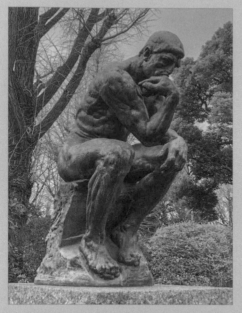

羅丹於 1880 年接受法國政府的委託在裝飾藝術美術館設計製作一扇紀念門，開始了《地獄之門》的製作。《沉思者》即是從《地獄之門》當中獨立出來的，之後在 1902 年，那年羅丹 62 歲，完成了用銅鑄造的大型沈思者；因此沈思者最初要描述的是偉大詩人但丁在地獄之門前構思詩句的情景，但沈思者這項作品意義深遠，全世界到處都可以看到它的蹤跡。羅丹和太太羅絲相繼過世之後，一起安葬在默東，他們的墓碑上即安置一座沈思者，可見他代表了羅丹的一生 …"鑄的是銅像，刻劃描述的是自己"。

沈思者俯首而坐，右肘抵在左膝上，手托著下巴、目光下視、陷入深思、冥想之中，也似乎在低頭俯視，看盡人世間流轉著的各種情緒，有愛恨，有痛苦，也有糾纏和希望，並且思索著生命之謎。

羅丹一生對美的執著，從他每件精雕細琢的作品就可以看出。他曾說過：「生活中不是沒有美，而是缺少發現美的眼睛」、「所謂大師，就是這樣的人，他們用自己的眼睛在別人司空見慣的東西上發現美」。而他對作品的靈感與美的想像，許多是從身邊最親近的女子 ― 卡蜜兒身上所獲得，卡蜜兒是羅丹的學生，具偉大雕塑家的才華，也是他的情婦，陪伴在羅丹身邊 15 年。他們兩個愛和藝術的結合，締造了羅丹最輝煌的時刻和不朽的作品，創作了吻等一系列戀愛作品，每個人一生中的不同階段都有過最重要的人，但他們的愛在 1898 年後逝去，58 歲的羅丹和卡蜜兒分手，事業也各奔東西，甚至反目。

吳欣儀 9801067

上圖：羅丹作品「沉思者」右肘抵在左膝手托下巴

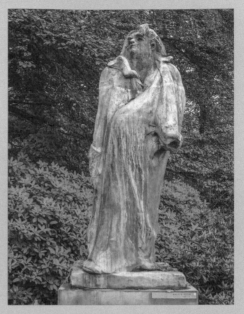

沉思者—原本是是羅丹作品《地獄之門》的細部，羅丹演譯作家但丁的原意，塑造但丁所寫的「八層地獄」的景像而展開一連串的雕塑，在羅丹的構想裡，這位沉思者便是但丁本人，沉思者坐在地獄之門入口，似乎在思索著生命的難題與人類生存的意義。

羅丹的性格剛毅有耐力，勇於反叛藝術潮流的大膽作風，使得他的許多創作在當代倍受爭議。把文學家雨果的紀念像塑成肌肉鬆弛的裸像；大文豪巴爾札克看起來是個穿衣的夢遊者，塑像的委託者一度拒收，而今天我們細細的品味，卻能從塑像中欣賞到衰老的雨果與歲月奮鬥的痕跡，以及暗夜中依然傲岸不屈的巴爾札克。他所做的肖像，善於捕捉人物內在的神韻，即便是一般人不易察覺的一絲絲覷碘。還有那些由局部獨立而成的小品——伸向天空的手、埋在路中的臉，如同詩般雋永有力，成為啟發現代雕塑自由變形的起源。

許多人推崇羅丹是現代雕塑的先驅，但他從不認為自己是個革新者，他認為自己只是將古代古典精神，再予以發展而已。成名之後的羅丹，是社交界爭相邀約的寵兒，晚年與露絲過著非常簡樸的生活。

1917 年 11 月 17 日，第一次世界大戰仍在轟轟的炮火聲中進行，七十七歲的羅丹黯然辭世，結束一段不平凡的藝術人生。與前不久甫舉行婚禮即逝世的妻子露絲合葬在默束（Meudon）。壘旁靜佇的「沈思者」支頤著下巴，凝動的神情，似乎正在回想，羅丹這一生所經歷的艱辛、褒貶與榮耀。

李美萱 9801072

上圖：羅丹作品「巴爾札克雕像」

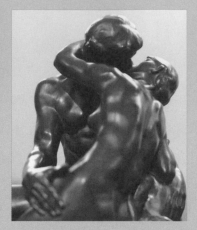

羅丹作品《沉思者》原本最一開始的名字是"詩人"，主題源自於但丁神曲。原先是《地獄之門》門飾群雕的一部分，之後才做成獨立的雕像。從美術館的資料中對於羅丹以及其相關雕塑的介紹，羅丹較喜歡找非專業的人擔任模特兒，覺得這樣作品較能呈現出自然的生命力並且用模特兒身體的行動呈現美的意涵。羅丹曾說：一個雕塑家想要說明快樂、苦痛、狂熱，如不首先使自己要表現的人活起來的話，那是不會感動我們的！而對於許多呈現不完整的作品，像是有的沒手或沒頭的，則是認為人體無須完整，感情會從這些所謂不完整的地方表達出來，其它的地方就不是那麼重要了。「美」到處都有，對於我們的眼睛，不是缺少美，而是缺少發現。

對於羅丹的沉思者這件作品，我只看過在奇美博物館羅丹廳中所展示的雕塑。從二樓上方俯瞰的感覺和平視的觀感又有所不同。俯瞰時比較像是累了手扶著頭或只是身體不舒服蜷曲著。但是從展覽廳的正面看過去，手托下顎並且表情凝重，搭配展示廳的佈景，就真的會有種壯闊以及似乎在思考什麼事情的感覺。我想到的是鋼鍊漫畫中提到的"一為全，全為一"，全就是世界，一就是自己，能像沉思者看起來如此認真思索，可能就是在反思自身，雖然不能改變整個世界，但是也能想想自己能為這個世界做些什麼而使它更好。但就對於作者的創作理念來說，沉思者似乎是描述詩人但丁在地獄之門前構思詩句，他坐在地獄的入口前，思索著生命的難題與人類生存的意義。每個人都可能遇見地獄之門，雖然看不見卻又無所不在，通往地獄的道路是很容易進入的，像神曲中許多人物都只因人性中的某些弱點，而墮落到地獄之中…

蘇勤雅 9801109

奧古斯特·羅丹，是 19 世紀法國浪漫派的雕刻家，從 14 歲開始學習繪畫，作品風格勇於向保守、僵化的學院派挑戰，但也因此遭受不小的打擊。他曾經三次報考巴黎美術學院，但因風格關係三次皆落榜，主考官還在他的名字旁註記著「此生毫無才能，繼續報考純粹浪費」而這打擊卻促使他更頑強地自我學習，不斷精進。羅丹在 1875 年遊訪於義大利，受到了米開朗基羅作品的啟發，從而確定自己現實主義的創作方法。

因為雇不起模特兒，羅丹曾請一個塌鼻的乞丐給他當雕塑作品模特兒，作品《塌鼻男人》才能完成。乞丐的醜陋使羅丹看到了在其被磨損的臉上，有著人類所共有的愁苦和淒涼，從而在羅丹的眼中，美醜有了不同的意義。

羅丹將其所要展現的思想意涵融入到作品中，使雕塑藝術成為一種強而有力的「語言」，我們注視著羅丹的作品《沉思者》時的震撼來自與此…觀賞者在心靈層面所感受的內容要遠遠超過視覺接收到的形體。

「我思故我在（Cogito, ergo sum）」，這是法國哲學家笛卡兒所說過的名言。笛卡兒提倡「普遍懷疑」的中心思想，對任何事情抱持著懷疑態度以藉此尋求可靠的知識基礎，並且以這些可靠的知識基礎，推理演繹出一切的知識。而當笛卡兒在各種事物的懷疑中迷惘之時，他赫然意識到，有一個事實是千真萬確的，那就是：我的存在！倘若我並不存在，那麼究竟是誰在進行「懷疑」的動作呢？這個「懷疑」的動作，就是此處的「思」。

就如同我在面對浩瀚的醫學知識及剛進入臨床時，因為從小習慣了填鴨教育的記憶學習，曾經只是用死記的方式來背頌各種疾病病徵，卻忽略於疾病背後的生理學；在實習過程當中處理醫囑，也只單純記憶何種症狀要給予對應的藥物，卻忘記去了解背景的藥理學。如果能從熟記基礎的醫學知識來融會貫通到臨床的實習，將會更能熟記各種疾病的生理變化及藥物的作用機轉。

林楷昊 9801040

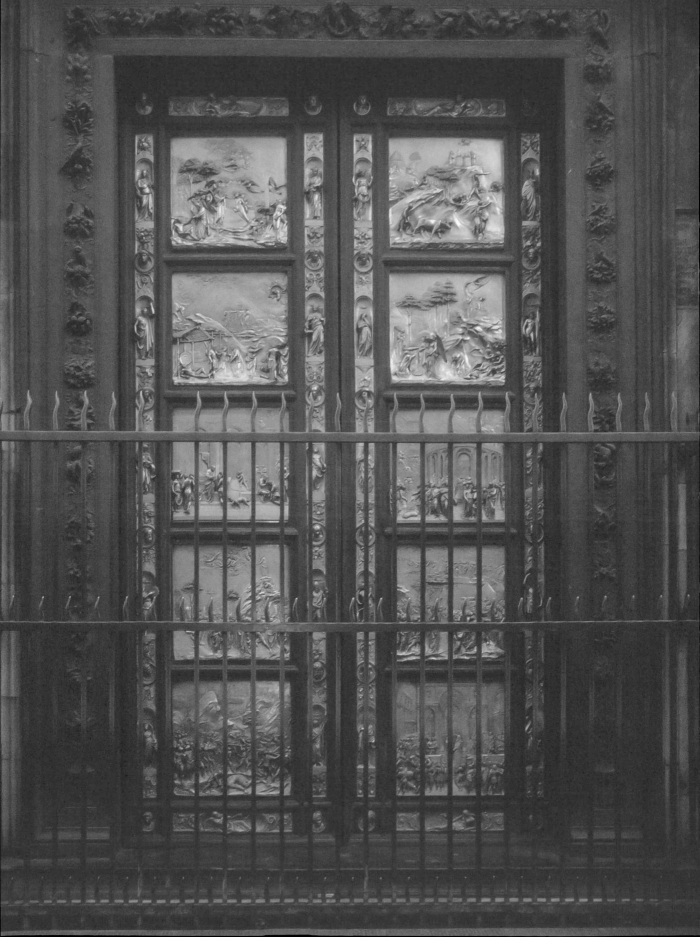

很多人以為沉思者是法國雕塑家羅丹的一個獨立作品，其實它是羅丹一生中最重要的創作「地獄門」（The Gate of Hell）中的一部份。它位於地獄門的門楣上，俯瞰著義大利詩人但丁（Dante Alighieri, 1265-1321）筆下「神曲」在「地獄篇」中因各種愛恨情仇而受盡折磨的靈魂。就如同評論家還有無數欣賞過地獄門的人們所言：沉思者就是但丁，也是羅丹，也是卡蜜爾，我們就是沉思者，思考著我們的過去、現在，還有未來的人生該怎麼走？

羅丹從來就不是學院派的藝術家，也許正因為他沒有接受過藝術學院所謂指導老師的正規洗禮，使得他的作品或藝術思想能獨樹一格！早年遊學義大利的所見所聞，應該對羅丹的日後創作頗具有啟發性。他曾親眼欣賞過位於義大利佛羅倫斯聖母百花大教堂附近，由羅蘭佐吉伯特（Lorenzo Ghiberti, 1378-1455）所鑄造的曠世巨作「天堂之門」（Gates of Paradise）。吉伯特的這件傑作本來沒有名字，是當年他為一座洗禮堂（Baptistery）的東側門所製作的二扇銅門。左右每一扇門各有 5 塊根據舊約聖經故事而鑄造的浮雕銅版，包括「創世紀：亞當和夏娃被逐出伊甸園」、「諾亞方舟的故事」、「摩西與十誡」、「大衛王」、「所羅門與席巴女王」等等共十個歷史經典！ 其中人體的雕工細膩且神情動人，令人嘆為觀止！大師米開朗基羅看到如此傑作驚嘆為「天堂之門」！此銅製東側門因而得名！

左圖：羅蘭佐吉伯特的曠世巨作「天堂之門」

羅丹當年受委託設計法國藝術博物館的大門（後來計畫取消，但地獄門的創作從未終止），他也曾想過是否像天堂之門一樣，設計 10 個主題。但丁的神曲是由「地獄（Inferno）」，「淨界（Purgatorio）」，與「天堂（Paradiso）」三部構成。既然 Gates of Paradise 的成就已很難超越，羅丹就專注描繪神曲中地獄部分的人物故事，並命名為地獄門（The Gates of Hell），與吉伯特的天堂之門相呼應。

羅丹的地獄門不像吉伯特的作品，十個主題，十塊銅版，壁壘分明。而是將所有的主題人物亂中有序地呈現在兩扇門、兩側門柱、與門楣上，共 186 個人物。人性情慾的掙扎，內心或肉體的苦痛、恐懼、矛盾等神情，皆活生生的刻劃在世人的眼前，呈現出與吉伯特天堂之門完全不同的心靈悸動！

除了沉思者外，羅丹有名且常被認為是獨立作品的「吻」（The Kiss）也是地獄門中的作品，獨立出來後的雕像非常的唯美浪漫，但它卻是取材自神曲中保羅和法蘭西斯卡（Paolo and Francesca）的不倫之戀。法蘭西斯卡嫁給了吉奧凡尼（Giovanni）但卻愛上了他的弟弟保羅，最後雙雙喪命於悲憤失望的既是兄長又是丈夫的劍下！沉思者啊！沉思者，你到底在想什麼？幾千年來不論東西方的歷史故事，是否不停的在重演呢？

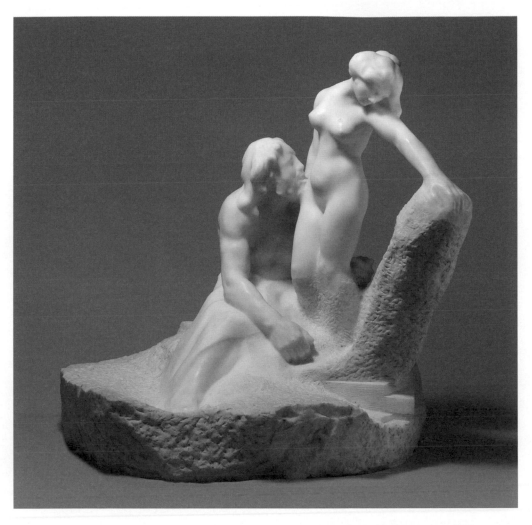

除了地獄門這作品外，羅丹也把許多有名的愛情故事具體的呈現
在他的雕塑中，包括常被藝術家用來當主題的皮格馬利翁與加拉
泰亞（Pygmalion and Galatea）的神話故事。皮格馬利翁是希臘
神話中塞普勒斯的國王，本身也是一位技巧卓越的雕刻家，他嘗
試用潔白的象牙來雕刻出他心目中完美的女人模樣。作品完成後，

上圖：羅丹作品「皮格馬利翁與加拉泰亞」

他竟然愛上了這尊面容絕色，肌膚宛如真人的塑像，他把它取名為
加拉泰亞（字義是完美的意思），日夜凝視，可是再多的熱情也得
不到它的回應，讓皮格馬利翁痛苦不已，不能自己！愛神愛芙羅黛
蒂（Aphrodite）也就是維納斯，有感於他的癡情，因此賦予加拉
泰亞生命，成就了他們的愛情。羅丹的這尊創作扮演加拉泰亞的模
特兒，當然就是有著天使般的容貌與無瑕身材的卡蜜兒·克勞黛
（Camille Claudel；1864-1943）。

羅丹愛上的不僅是他自己塑造的 Galatea，更愛上了現實世界中充
滿熱情的卡蜜兒，沉思者可以說是羅丹與卡蜜兒的共同創作！可惜
愛神維納斯沒有成全他們的愛情，反而讓他們的故事反應在類似地
獄門的情節當中！

也許很多人都忘了，從她遺留下來的雕塑作品中，毫無疑問的卡蜜
兒是個不可多得的藝術天才。若上帝曾經親吻過男高音帕瓦羅帝
（Luciano Pavarotti；1935-2007）的嗓子，那麼祂就一定曾握過卡
蜜兒的雙手。

有評論家說：藉由卡蜜兒的雙手，造就了羅丹部分的藝術成就！一
些可能討厭羅丹的藝評家認為：自從卡蜜兒離開後，地獄門的進度
就停滯了，甚至說：遇到卡蜜兒之後，羅丹的作品風格中有她的影

右圖：東京國立西洋美術館前庭園的沉思者

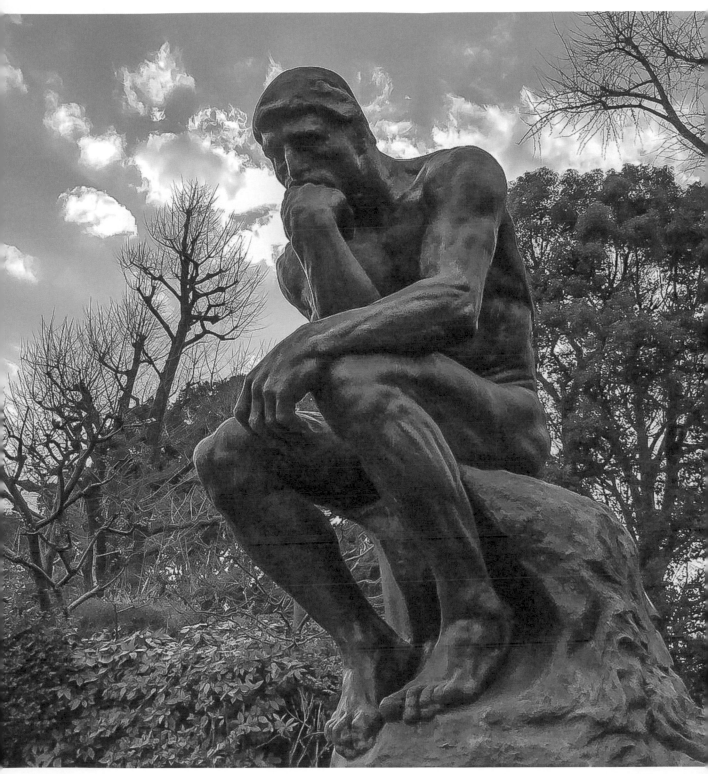

子！只是在那個屬於男人主宰藝壇的時代裡，卡蜜兒的才華完全被忽略，但羅丹可是心知肚明！可惜卡蜜兒炙熱的愛情燒傷了自己的靈魂，在她人生最後的30年孤寂地在精神病院中度過。沉思者啊！如此才貌雙全的女子，在面對愛情時為何也茫然了？

其實，面對沉思者，心情可以不用那麼沉重。人生本來就是有起有落，有喜有悲，要走向地獄門還是天堂路，常常是一念之間！身為醫者，沉思的常常是有關病患生命難題的解答，我想這也是通往天堂之門的鑰匙之一吧！

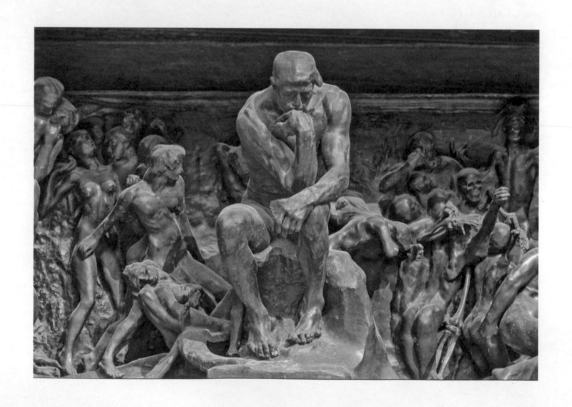

上圖：地獄之門細部；右圖：東京國立西洋美術館展示的地獄門

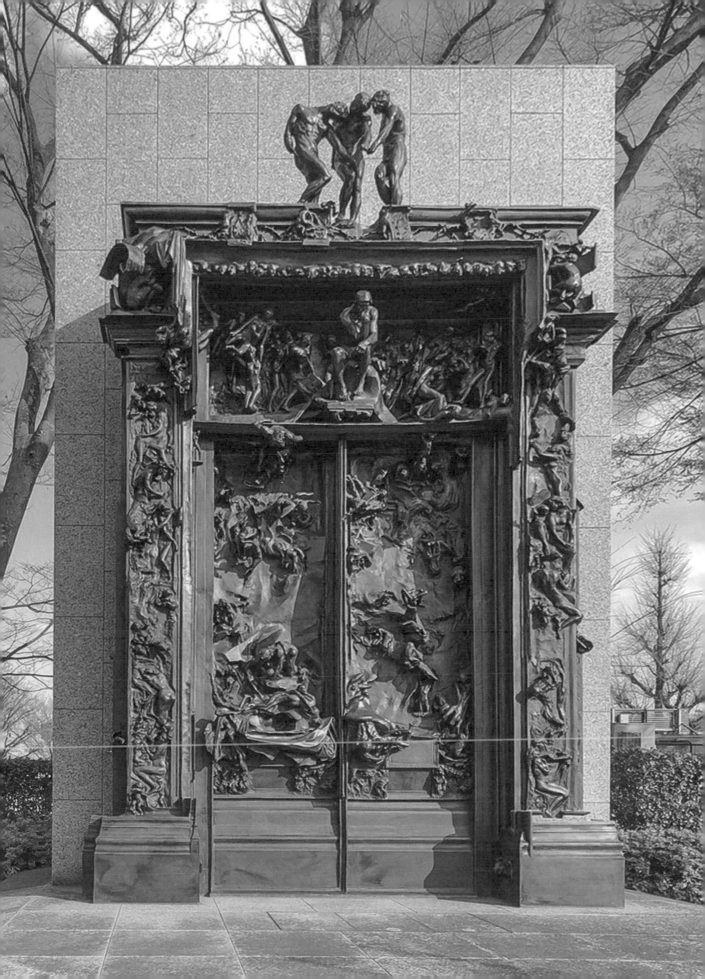

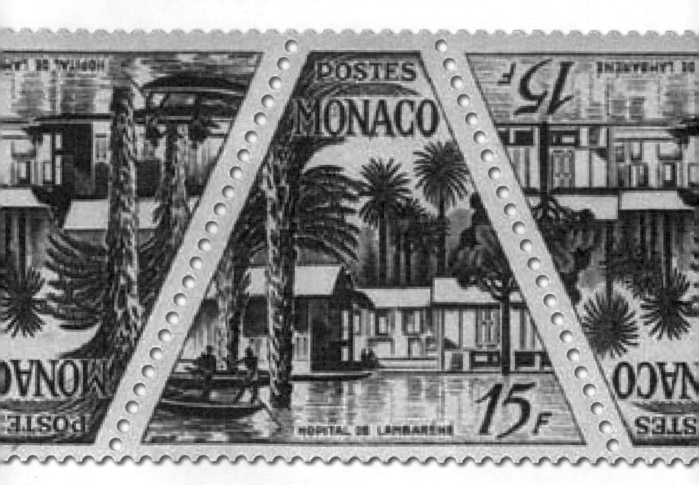

史懷哲
敬畏生命

Q：請問這張郵票背後的故事？

史懷哲[1]在 30 歲前，不僅是一位神學和哲學雙料博士，
而且還是一位享有盛名的管風琴演奏家和研究巴哈音樂的學者。
為什麼他 30 歲以後決定唸醫學院並到非洲行醫？
史懷哲的一生對您有什麼啟發？

---

1. 阿爾伯特・史懷哲：Albert Schweitzer, 1875 - 1965

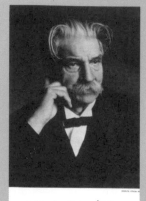

郵票描繪的地點位在西非加彭的"蘭巴倫內"（Lambaréné），正是史懷哲三十八歲後在非洲建立醫院並展開長期醫療服務的地方。史懷哲出生於德國（德法交界的阿爾薩斯，現在隸屬於法國），擁有神學、音樂、哲學及醫學四個博士學位，父親是神職人員，也因此從小就開始接觸到宗教。由於家庭環境以及神學、哲學的學習，對於他的想法與觀念有很大的影響。

在二十九歲時，偶然讀到關於非洲地區民生疾苦及缺乏醫療人員的報導，也因此回想在二十一歲時，曾自問為何自己可以如此快樂、安康，又能順利念大學，但卻有許多人在世上受苦？因此下決心要在三十歲以前把生命獻給傳教、教書與音樂；而在三十歲以後，把自己奉獻給全人類。從此史懷哲步上人生的另一階段，開始學醫，並且把後半生都奉獻給非洲的病患，克服了不熟悉的熱帶環境與簡陋的設備，真心尊重不同的文化，用行動實踐自己的理想。

史懷哲曾說：「每個人生命中都要有自己的蘭巴倫內，我生命的關懷在蘭巴倫內，而你的蘭巴倫內呢？」這讓人想到一句印第安諺語：「不要走得太快，讓你的靈魂跟上來。」只顧往前，往往會在中途遺忘了自己為什麼出發以及所追求的是什麼；曾經的理想與夢想，也可能在將來被社會的現實所埋沒。所以除了堅持到底，也要常常回頭審思自己的路有沒有偏離心中的理想。

研究史懷哲的事蹟，感覺多元學習與擁有自己的興趣也很重要。不論是靜態的或動態的，除了可以擁有讓自己生活更充實與多元的樂趣，也是和不同人群溝通及交流的管道。而接觸各個不同的領域，也可以讓我們用更寬廣的眼光看待及處理事物，互相理解包容，學習對異己的尊重。

蘇勤雅 9801109

上圖：史懷哲獲諾貝爾獎時的官方肖像，1953

在史懷哲二十九歲（1905）時，他看到了一本巴黎福音協會的刊物。書中寫著非洲叢林需要醫療服務的呼籲，其中一篇題為《剛果區需要傳教工作》。這篇文章這樣寫道：「在非洲大陸叢林中，生活著一大群不信主的土人，該地沒有傳教士，生病時沒有藥吃，他們不懂真理、知識低落…」。

受到感召的史懷哲投信徵求，但因為不同教派路德教義的差別，史懷哲無法順利加入。雖然教義上存在著差異，他也可以很輕易地在德國福音協會內謀得職位，史懷哲仍堅持他的決定，在家人和朋友的反對下，史懷哲放棄了原本的職位進入大學修習完全沒有知識基礎的醫學博士，他想以"治療"的方式宣傳福音，而非用口語傳教，因其認為這種服務方式在各分支的基督教義下，可以比較廣泛地被接受。

得到博士學位的他於1912年加入巴黎傳教士協會，並自費前往於非洲加彭的蘭巴倫內，但拒絕出席想調查他學說的協會會議，取而代之，他親自訪問每一位委員，最後終被接受。

史懷哲最令我敬佩的地方不僅是在各個領域小有成就之時仍不倦怠地挑戰不同的知識領域，也在於他選擇了一條艱難的道路。

蘭巴倫內當地人的醫學知識和西方有極大的落差，還要應對偷竊、敵意、不信任及語言不通等等問題。在面對自身也暴露在多種難治疾病的風險下，他和當地人交友、拓荒、關懷他們的靈魂和身體；對異己之人也不存偏見和真心尊重；即使身受疾病折磨、面臨資金短缺和二次世界大戰被拘禁的恐懼，他和妻子仍熱情地面對，並設立及壯大醫院來收治更多需要的病患。

最震撼心靈的是史懷哲一輩子堅持的態度，在困頓挫折的人生中，沒有片刻放棄過在二十九歲時立下的宏願：「三十歲以前要把生命獻給傳教、教書與音樂；三十歲之後要服務全人類！」。

蔡雨潔 9801124

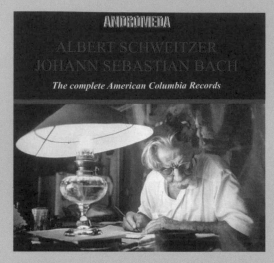

對於想要從事醫師生涯的人，史懷哲的故事應該都不陌生。他從小就跟父親學習鋼琴，開啟他對音樂方面的興趣，長大後研究巴哈作品，日後成為著名的管風琴音樂家及巴哈研究專家。而史懷哲的大學生涯是於聖湯瑪斯神學院主修神學、哲學，同時也繼續學習音樂。在 24 歲取得哲學博士學位，26 歲取得神學博士學位。所以史懷哲畢業後兼具牧師、音樂家及作家各種身分，在 1901 年登上聖湯瑪斯神學院院長一職，是該院史上最年輕的院長。

從三十八歲起，到九十歲過世，史懷哲非洲叢林裡前前後後五十多年：在蘭巴倫內，將人道主義的光芒發揮得淋漓盡致。

史懷哲的故事讓我想起台灣的徐超斌醫師，他也是在壯年時願意回到台東縣達仁鄉，擔任衛生所醫師兼主任，為台東南迴區域的醫療付出心力，甚至因過勞而中風導致左半身癱瘓，但是依然不放棄行醫助人，立志要設立南迴醫院保障南迴地區的緊急醫療及生命安全。

看過史懷哲及徐醫師的故事，讓我對於這些願意將自己醫學專長奉獻在鄉下地區的醫師們格外欽佩。因為從小我自己也是在後山花蓮長大的孩子，到了高中、大學才到台北、台中就學，所以在當初選擇醫學系的時候也是抱著有一天要回到鄉下奉獻的志向，實習的空檔曾申請回到花蓮門諾醫院見習一個月，對於城鄉醫療資源的差距十分有感觸，也認識了幾位門諾的年輕醫師…希望我有機會也能像他們一樣為後山偏鄉的醫療付出一己之力。

林楷昊 9801040

上圖：史懷哲發行的巴哈管風琴音樂唱片封面

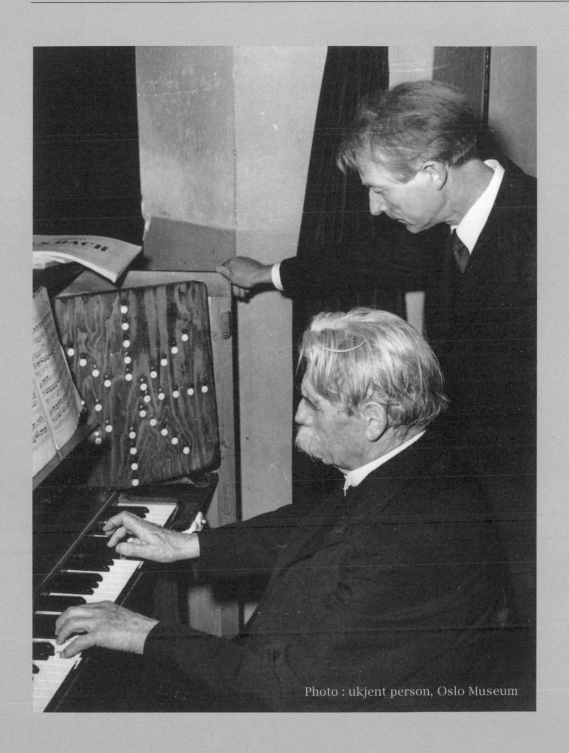

Photo : ukjent person, Oslo Museum

上圖：史懷哲彈奏管風琴

在這個醫療發達的年代裡，你是否曾經想過，在距離我們遙遠的地方竟然還是有著一群人，既使生病了卻無法接受治療呢？

小時候，看著新聞裡報導的非洲，資訊、醫療都不普及，知道有這樣的地方存在！所以每當爸爸問起：你要不要去住非洲啊？答案當然都是非常果斷：「我才不要呢！誰要去那種地方！」心裡頭也只是僥倖地覺得，好險！我沒有生在那種地方！

從幼稚園到大學這段期間，生病也是在所難免的事。記得國小有次半夜發燒肚子痛，父母送我去掛急診，醫院裏頭涼爽的冷氣，乾淨的環境，訓練有素的醫生以及專業人員細心的照顧，讓我得以在最不舒服的時候接受到最好的治療。當時心裡只是覺得理所當然，去醫院就是該受到良好的照護，讓我減低不舒服，痊癒，然後出院。但現在回頭想想，這是多麼的難能可貴！因為對某些地方這可能是難以達成的奢望啊！

大五那年，開始進入醫院實習，才了解到原來國小那次可以享受到如此好的醫療品質真的是件不容易的事，專業的醫事人員訓練就已經非常的艱難了，更不用說如果今天這是發生在非洲。

看過史懷哲的傳記，深深地覺得史懷哲的偉大，已經不是筆墨能形容！或許一般人今天看了書後，會覺得史懷哲先生就是一位濟世良醫，又有好心腸的好人！但在我看來，我更覺得他是一位真正領悟到「醫學」就是不分貴賤、貧富，用來治療有需要的人！在當我們踏入醫學院的剎那，學校跟師長就不斷的提倡醫學是不分貴賤、不分貧富的。但能真正做到這樣的人又有幾個？

史懷哲先生，是位出生在資訊發達，生活水準較好的歐洲，同時擁有神學家、牧師、哲學家、音樂家、作家和醫生身分的歐洲人，照理來說，他在歐洲已經是金字塔頂端的高貴人士，也一定可以享受良好的生活品質，悠閒愜意地過他

的人生！他卻選擇了投身到非洲，一個食物、醫療物資都匱乏的世界。這是需要多大的勇氣跟決心才能辦到的事啊！

現在都市人，連遠離城市到鄉下生活或許都有困難了！更何況要你到比鄉下還要原始的非洲部落？但史懷哲先生卻從始至終抱著想要救濟他人的心，以這份簡單的意念，就投身到非洲來幫助需要幫助的人。史懷哲初到非洲時，連個像樣的醫院都沒有，也是靠著他的投入與毅力，才慢慢地將醫療資訊導

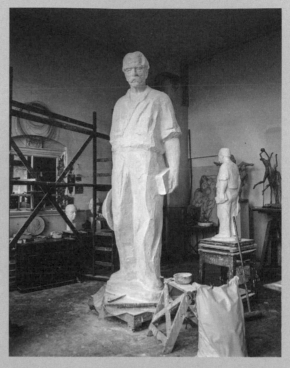

入，進而一步一步建立起醫療體系，真正的落實他想幫助非洲人的願望。

今天或許叫我們去個環境簡陋又沒空調的地方，可能連個三、五分鐘都待不下去，而史懷哲先生卻可以頂著烈日在生活條件惡劣的環境，細心地照顧病人，既使他身為歐洲白人，天生就是怕日曬太久會得日曬病，但他也只是戴了頂遮陽帽，繼續為非洲人服務！

自己當上了實習醫生，才知道史懷哲先生真正偉大的地方，不是在於他的豐功偉業，而是在於他那份單純願意幫助他人的心！在這現實的社會當中，有多少人能夠不受貧富、貴賤、種族、利益、權力的影響，真正落實無條件的愛心呢？這點真的是值得我們大家去學習跟景仰！也期許我自己以後能當一位願意為病人付出，真心的好醫生。

洪少奇 9801103

上圖：Pieter de Monchy 製作中的史懷哲雕像

史懷哲誕生於德屬阿爾薩斯的一個牧師家庭。他的家鄉凱薩堡位於德法邊界，所以他從小就精通德法兩語。受到外祖父的影響，史懷哲很早就顯露音樂方面的天賦。他受到極高的教育，二十三歲修畢哲學、神學學位，二十四歲成為牧師。史懷哲二十九歲時，偶然讀到一篇關於非洲地區民生疾苦的報導。這篇文章這樣寫著：「在非洲大陸叢林中，生活著一大群不信主的土人，該地沒有傳教士，生病時沒有藥吃，他們不懂真理、知識低落……。」

史懷哲想起自己曾經在二十一歲那一年，許了個願望：「三十歲以前要把生命獻給傳教、教書與音樂，要是能達到研究學問和藝術的願望，那麼三十歲以後就可以進入一個服務的方向，把個人奉獻給全人類。」他想著，終於到了要步上人生另一個階段的時候了！史懷哲決定將後半生奉獻給非洲人，於是在三十歲開始學醫，三十七歲取得醫師資格，三十八歲前往西非的叢林，在那裡服務非洲人五十多年，終其一生。

閱讀史懷哲一生的故事，不禁為他能夠果斷地放下自身已經到手的名望去造福更多蒼生的勇氣感到欽佩，許多人終其一生都在追求卓越的成就，算盡心計，用盡巧思，只為了把自己推向更高的地位，汲汲營營只為了榮華富貴，卻窮得只剩下錢，對社會的貢獻可以說是微乎其微，史懷哲不斷充實並利用自己的能力，奉獻給非洲的群眾，造福了許多非洲社會窮困潦倒的居民們，能夠免於天災人禍之苦，其中最讓我敬佩的，莫過於能夠擱著自身成就於不顧，義無反顧的投入非洲行醫的勇氣與毅力，這種我為人人的氣魄，並不是每個人都能輕易做到，我想對我來說，目前我能做到的，就是謹守自己該做的本分，做一個具有知識及同理心的好醫生，為平常我在醫院所遇到的每一個患者，事必躬親盡心盡力的照顧他們，雖然沒有史懷哲氣宇軒昂的氣魄，若能沾染到一點他傳遞的氣息，應該會是自己往後的醫師生涯最最深刻的砥礪。

傅家駒 K98046

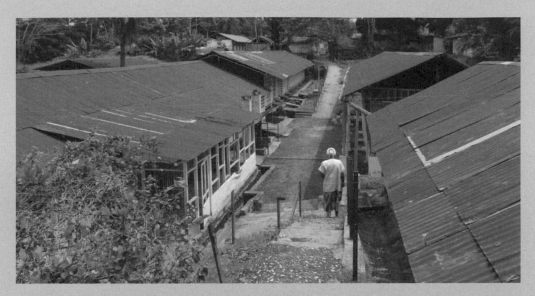

每個人心中都曾胸懷大志，但能實踐的卻寥寥可數，史懷哲最讓我敬佩的並不是他心目中崇高的理想，而是他勇於實踐的精神。還記得以前小學老師問起想當的職業時，班上許多同學選擇醫師，當時心中想的並不是地位，而是覺得醫生是個地位崇高又可以幫助眾人的行業。然而，長大之後，迫於現實的壓力，心中那份純真的想法也慢慢隨時間殆盡。史懷哲的偉大，建立在他肯身體力行，凡事親力親為。他放下自己當時優渥的工作與環境，跑到偏遠非洲幫助當地的人。在那裡，他看到了原始的人性，但他當時說了一句話：「我的認知是悲觀的，但我的心願和希望是樂觀的！」。儘管心中覺得自己能力有限，但他發揮了人道精神，讓當地人體會人情溫暖，並花了超過半個世紀的歲月，在非洲蘭巴倫內經營了當地最大的醫院。

史懷哲的故事，對我最大的啟發，除了他的行動力，還有他的大愛無私。對於同樣將要成為醫生的我，這更是需要學習的地方，在我們讚歎史懷哲一生的同時，希望也能從內心興起一些效法的念頭！

林資洋 9801064

上圖：史懷哲在非洲蘭巴倫內工作的場所

了解史懷哲的一生後，我最敬佩的是他令人動容的人格特質：真誠的關懷他人、認真的思考遇到的問題並尋求解答，也能鍥而不捨且排除萬難去實行心中的想法。史懷哲的大半人生都投身於熱帶叢林中，為解救當地非洲人的困境而努力，其中所遭遇到的挫敗、折磨與艱難一定是我們難以想像的，如果沒有過人的毅力，相信很難達成此般成就。

　　史懷哲與一般人最大的不同是他不僅懷抱著崇高的理想，甚至是把拯救他人的不幸與貧窮，當成自己的責任，並把自己的想法付諸行動。

　　相信有非常多的人都會對社會上弱勢族群抱持著悲憫心，但可以真正奉獻自己提供他人實質上的幫助的人就少了許多。像史懷哲這樣貢獻自己無私的愛，實在令人敬佩，對於獻身醫學崗位的我們，在讚歎史懷哲一生的同時，也會從內心湧現應該要效法的念頭！

李美萱 9801072

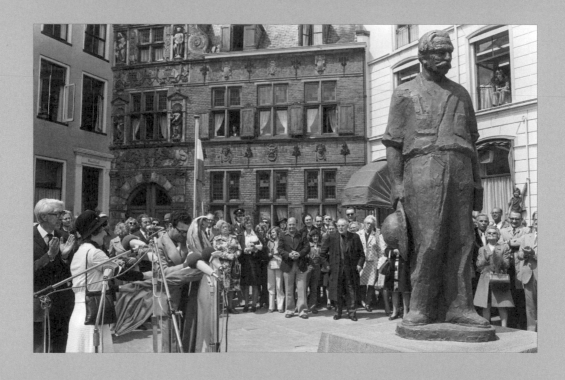

上圖：荷蘭 Deventer 城由 Pieter de Monchy 製作的史懷哲雕像揭幕典禮

史懷哲所服務的人來自許多不同的地方，但在他眼中只有全人類，沒有人是陌生人，而他關懷的範圍更涵蓋所有的生物，他說：「除非你能夠擁抱並接納所有的生物，而不只是將愛心侷限於人類，不然你不算真正擁有憐憫之心。」也曾說：「我的生命對我來說充滿了意義，我身旁的這些生命一定也有相當重要的意義。如果我要別人尊重我的生命，那麼我也必須尊重其他的生命。道德觀在西方世界一直就侷限於人與人之間，這是非常狹隘的。我們應該要有無界限的道德觀，包括對動物也一樣。」

　　離開熟悉依賴的環境，無私的捨去個人，對現在的我是很難想像的一件事，我也無法想像自己的勇敢到底能到達什麼樣的程度。或許之後有機會，接觸到更多相關的資源，加上對自己的醫學知識也更有信心的時候，我能更清楚我能為社會貢獻到什麼樣的地步。

劉馨鎂 9801041

學問、藝術、信仰和生命實踐的融合。在史懷哲身上完美體現。僅以醫學而論，他從三十歲開始，從頭學習醫學，已經不是一件容易的事情，醫學是他之前一無所知的領域，所以他的勇氣與毅力是我的榜樣。我本身是先念物理治療系，畢業工作後，再念醫學系，雖然兩個系都能促進人們的健康，然而，學完物理治療的我，進入醫院當治療師後，深感自己懂的知識與能做的事情太少，因此，提起勇氣，再次面對考試的挑戰而進入醫學系，雖然不太可能成為像史懷哲一樣的偉大醫生，但仍期許著自己，能有他的慈悲與愛心。

　　在蠻荒之地，史懷哲不但行醫救人，也彈奏巴哈，讀歌德，寫《文明的哲學》，領悟出「敬畏生命」的真理，他說：「如果對生命的尊重不能及於其他一切生命，那就是不徹底！」他不但完成自己的理想，也沒有放棄個人的興趣，讓不同領域的專長在人生志業上相輔相成。他的勇敢堅毅將其一生演奏成一曲璀璨的進行曲，鼓舞了我學習與效法的心。

楊鯉魁 9801057

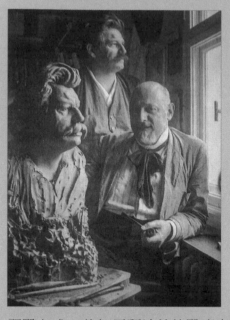

題目揭示的那組造型特殊的郵票，是有非洲之父之稱的史懷哲，在西元1955年八十歲大壽時，摩納哥（Monaco）為了肯定他作為醫學傳教士對非洲畢生的奉獻，特地發行的紀念郵票。

史懷哲年輕的時候已經在神學、哲學和管風琴領域佔有一席之地，甚至在26歲時，已經是神學院的院長，如此蒸蒸日上的事業，卻在他30歲的時候，聽聞關於非洲當地醫療上的匱乏和需求，需要更多人伸出援手，轉念間讓他投向醫學領域，八年後，習醫有成，義無反顧地前往醫療未開化的非洲大陸行醫。為了實現更多的願景和抱負，他甚至以他彈奏管風琴的專長募資，為的是在蘭巴倫內當地蓋一所醫院（Albert Schweitzer Hospital）。

看了這個故事後，我覺得感動在心裡，史懷哲懷抱著謙卑的態度，樂於濟世的精神，和義無反顧的使命感，重新習醫，帶著妻子、扛著家庭，一起到陌生的土地 — 非洲，耕耘努力，讓近乎醫療沙漠的非洲有了改變的機會，一切的善行也留在世人的心中，成為後人的典範。

現在新聞上看到"現代史懷哲"黃至成醫師，為玻利維亞的街童打造專屬的家；或是"台灣史懷哲"徐超斌醫師，前往東部偏鄉行醫，曾經過勞中風、左半側癱瘓，仍然堅持單手開車上山，行醫助人，因而被稱做單手史懷哲。他們盡一切努力熱愛生命，不畏辛苦，讓我們看到了醫學的初衷。這些故事，都在醫療環境不友善和醫病關係惡化的現在，給了我們希望和前進的動力。

吳欣儀 9801067

上圖：接近完成的史懷哲半身雕像，Otto Leiber（1878 - 1958）製作

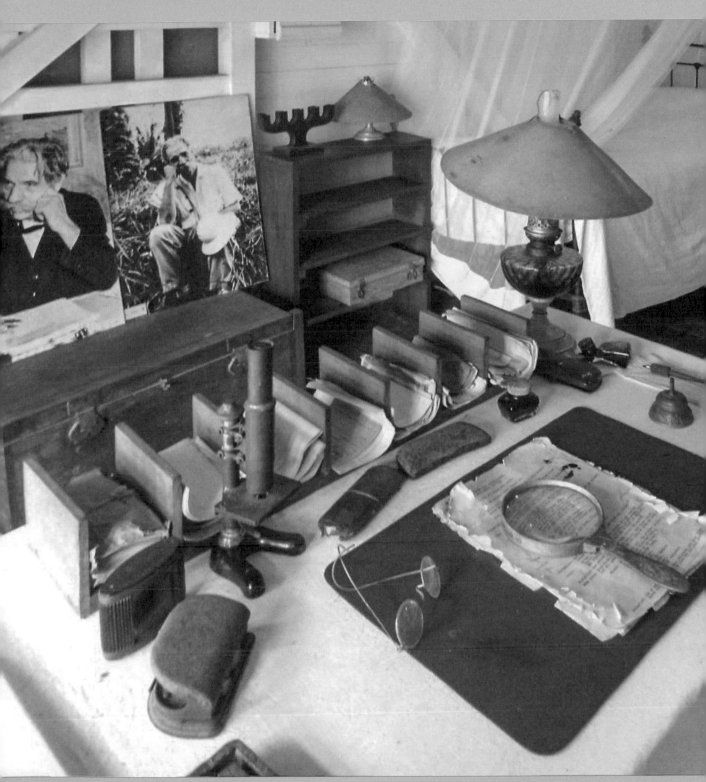

上圖：倫巴蘭內史懷哲博物館的展示

自問：一個人，力量可以有多大？一個人竭盡一生貢獻，正向的影響渲染周遭，力量可放大多少倍？單純的取得學位上的榮耀，滿足自身的期望與榮耀，完美交代自己的一生，但無法散播自己的能力，是否覺得人生好像少了些甚麼？一個人的個性與做事態度，很大一部分來自於原生家庭的相處與成長環境的塑成。史懷哲誕生於德屬阿爾薩斯（目前屬於法國）的一個牧師家庭，儘管在中學時，原本課業表現並不理想，但老師認真的教學態度和有趣的課程設計，啟發了他的讀書興趣和奮發求學的態度。

廣泛的興趣與不馬虎的堅持，讓學習管風琴的史懷哲成為著名的管風琴大師及巴哈研究專家。後來史懷哲決心至非洲行醫之初，原本大力反對的恩師 ── 管風琴家維多（Charles Widor），最後反倒大力支持史懷哲，還多次幫他舉辦音樂會募款，以籌集行醫資金。在聖湯瑪斯神學院主修神學、哲學時，為了同時拿兩個學位，夜以繼日的用功，先後取得哲學、神學博士學位，讓他兼具牧師、音樂家、作家各種身分，也成為聖湯瑪斯神學院史上最年輕的院長。

在二十九歲下定決心要到非洲醫治非洲難民，而且貫徹「三十歲之前為研究科學藝術而生活，三十歲之後獻身服務人群」的願望。以三十歲的年紀到斯特拉斯堡大學醫學院求學。同時在大學兼課及擔任傳教工作，並舉辦演奏會賺取生活費。史懷哲在三十七歲終於通過醫學院畢業考試，成為醫學博士。

一生擁有哲學、神學、醫學、音樂四個博士，但這只是普世公認再完美不過的學歷，但他從三十八歲起，到九十歲過世，去了蘭巴倫內十九次，在非洲叢林裡前後共計五十二年。以「向生命致敬」為人生宗旨，在蘭巴倫內，作為人道主義的起始基地，向全世界發散傳播。一方面在非洲建設醫院，治療病人；另一方面在歐洲透過演奏管風琴、寫書和演講為醫院籌款。

我們也許不該把焦點放在史懷哲去了哪裡，而是看他的人格培養是如何塑成，我相信在這樣的人格基礎下，不論去哪裡，都是用熱情、用精力，努力去

散播自己的理想，有人問「你像是蠟燭的兩端點火，這樣忙碌的生活，身體怎受得了？」史懷哲說：「哦，可以的，只要蠟燭夠長的話！」，所以重點是如何讓我們自己生命的蠟燭原料延長，並且點亮自己的人生。

　　也許我們有很多暫時無法實現的夢想，面對現實的困境也很想要改變，但在這個階段，充實自己，讓自己對這世界更多瞭解；也投資自己，讓自己能力變強。努力取得讓世界更美好的"實力"與"資格"，相信激勵自己努力的動力會慢慢浮現，並用力傳遞美好能量！一個人，力量有多大？一個人竭盡一生貢獻，正向影響渲染周遭，一傳十，十傳百，力量可放大…無可限量。

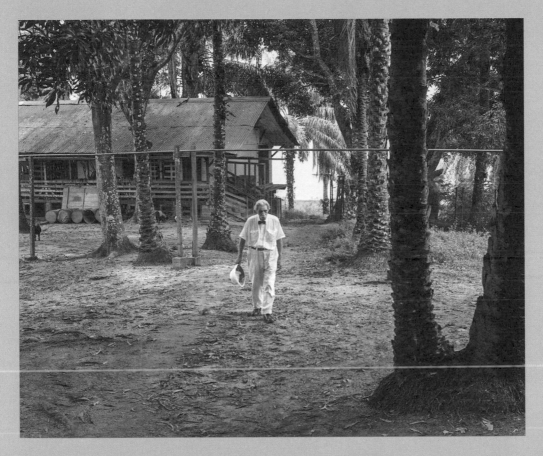

莊承勳 9801104

上圖：在蘭巴倫內的史懷哲

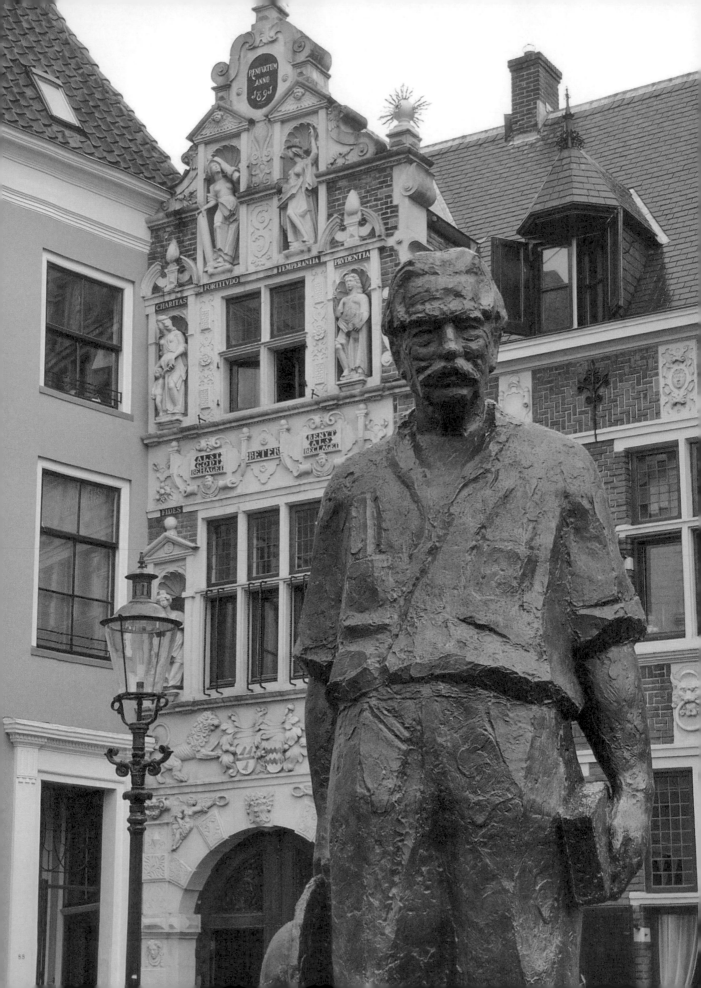

只要提到「人道主義」這名詞（Humanitarianism）很多人心中浮起的第一個名字就是史懷哲。1949 年他曾被選為美國時代週刊（Time magazine）的封面，專文中並稱他為「全世界最偉大的人物」（The Greatest Man in the world）。史懷哲也因為在現在的西非加彭共和國（Gabon）位於赤道附近的蠻荒之處蘭巴倫內（Lambaréné），從無到有，建立了一所從原始簡陋逐步發展到現代化的醫院，並持續在當地奉獻 40 年的人道關懷精神，而獲得 1952 年諾貝爾和平獎。

史懷哲成名甚早，在還沒唸醫學院之前已是頗富盛名的風琴演奏家。1906 年出版了頗受爭議的探討有別於聖經上所記載耶穌生平的宗教書籍：The Quest of the Historical Jesus，讓他名氣更響亮。1913 年到非洲蘭巴倫內後，人們透過他的自傳、書籍、演講、演奏會、電視雜誌報導等，更進一步認識他敬畏生命（Reverence for Life）的理念，甚而崇拜他。1953 年在奧斯陸接受諾貝爾和平獎時，聲望如日中天，享譽當世，那時他已快 80 歲了！

史懷哲的多才多藝與他的成長背景和家庭教育有絕對的關係。他的宗教思維與音樂素養的啟蒙，應該是來自他擔任牧師的父親。他的音樂造詣已不僅是嗜好，而是已達到專業的程度，音樂不僅是他在蠻荒非洲行醫時的心靈撫慰，他也多次靠在歐陸舉辦的演奏會來

左圖：荷蘭 Deventer 城的史懷哲雕像，Statue by **Pieter de Monchy**

籌募蘭巴倫內醫院的建設基金，這間位於赤道非洲的史懷哲醫院真的是他手足胼胝一草一木蓋起來的。他的諾貝爾獎金也是全數用於建造痲瘋病人的房舍，他一生的血汗全部在蘭巴倫內。蘭巴倫內在當地的土語意思是「Let us try!（讓我們試看看！）」，史懷哲的嘗試成了「奉獻」兩個字的典範。難怪史懷哲選擇蘭巴倫內為他的安息地，而不是他位於法德交界的家鄉阿爾薩斯（Alsace）。說到史懷哲的家鄉，洪蘭教授曾問一位要報考醫學系的學生「知不知道史懷哲是哪一國人？」。若不是對他的生平很有興趣的話，這題目真的是不好回答。

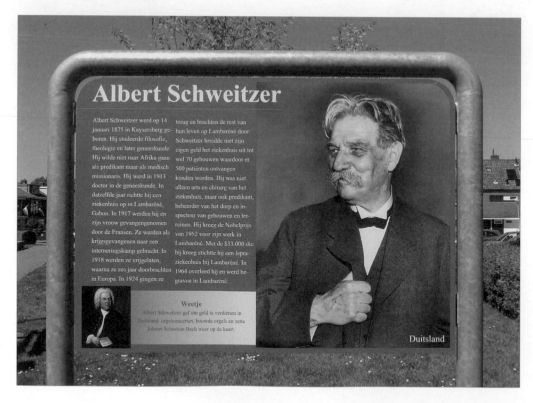

上圖：告示牌紀錄了史懷哲利用管風琴替蘭巴倫內醫院募款的事蹟

阿爾薩斯因地處德法交界，百年來這地方就輪流歸屬於德國或法國，端看上一場戰爭是哪一方打了勝仗！史懷哲 1875 年出生，那一年阿爾薩斯隸屬於德國，所以他出生時是德國人。一次世界大戰時，就是因為德國人的身份，所以史懷哲與他擔任護士的太太海倫娜（Helene Schweitzer, 1879-1957）被禁錮在法國聖雷米（St. Remy）的集中營，而囚禁他的地方正是當年荷蘭畫家文生梵谷（Vincent van Gogh, 1853-1890）住過的精神病院！如果史懷哲早生五年在 1870 年，那時候阿爾薩斯隸屬法國，那麼就不會發生1914 - 1918年這段屬於他一生中較暗淡的時光！真的是造化弄人。1918 年後，阿爾薩斯再度歸屬法國，從此，史懷哲的國籍就是法國人！所以，洪蘭教授的問題的確不容易回答。

史懷哲的哲學修養，應該也是家學淵源。他是法國著名哲學家、存在主義大師沙特（Jean-Paul Sartre, 1905-1980）的舅舅。沙特的母親是史懷哲的堂妹，沙特稱他為 "Uncle Al"。沙特的存在主義屬於無神論，否認上帝的存在。其實史懷哲在 1906 年出版的耶穌生平研究史中就指出，他認為聖經中記載的一些奇蹟，如麵包和魚；耶穌行走在水面；拉薩路的復活（Raising of Lazarus）等，應是隨著年代的久遠而被誇大的傳說！這說法當然引起許多基督徒的不滿。史懷哲的神學修為不僅是在基督教上的研究，他對東方宗教哲學的涉獵也下了很深的工夫，他曾說他對萬物生命尊重的概

念，其實是來自佛陀（Buddha）思想的啟發。我不知道這些思想有沒有影響到沙特的哲學思考？

沙特是 1964 年諾貝爾文學獎的得主，但他一向不接受公開贈予的獎項，所以婉拒領獎，沙特是第一個拒領諾貝爾獎的人。不過，從他的文字聲明中可以看出，如果他接受獎金的話，他將用於資助當時南非抗議種族隔離的黑人運動。這點也許有受到他舅舅的影響，一個家族能出現兩個諾貝爾獎得主應該是有很好的家族「philosophy」在傳承！

偉大的人物很容易被神格化，史懷哲是不是也是這樣呢？這是所謂的修正歷史學家（Revisionist historians）們最喜歡做的事。英國新聞工作者詹姆士・卡麥隆（James Cameron, 1911-1985）與美國作家兼記者約翰・岡瑟（John Gunther, 1901-1970），曾分別在 1950 年代到蘭巴倫內訪問史懷哲。他們不只是在辦公室內見面訪談，而是住在那兒並且觀察史懷哲與其他醫護人員日常工作的狀態。結果，他們的獨家報導與大部分記者所塑造出「非洲之父」的神聖光環形象，有非常大的落差。

他們認為史懷哲對待當地人的態度仍不脫離類似「白種人的驕傲」的優越感，醫院的環境衛生也不甚理想。有資料顯示，醫護人員曾

右圖：德國威瑪，史懷哲紀念館前的非洲行醫雕像，Statue by Gerhard Geyer, 1968.

建議史懷哲替當地病患蓋間公用廁所，不僅不用太多的花費，而且
對防治疾病傳播有助益。但史懷哲卻反對，認為不必要，就讓當地
人用他們傳統的方式解決這民生問題！有位助手曾因這件事憤而
離職。員工普遍認為要與史懷哲一起工作，就必須要忍受他易怒的

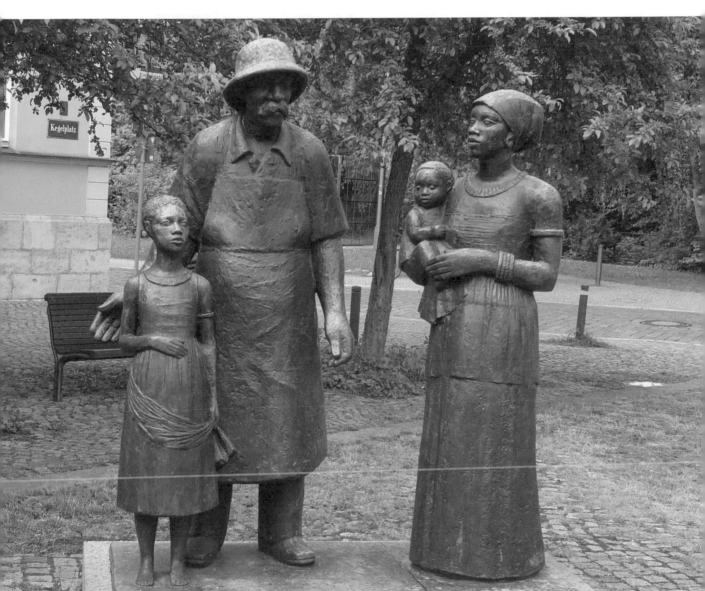

硬脾氣，他們也覺得史懷哲與當地人民的互動並不熱絡，這些負面評價與外界認為他是慈悲的人道主義實踐者真有天壤之別！

一般的新聞從業人員對這種出乎一般人意料的獨家新聞，絕對是迫不急待地想發表公諸於世。記者的信譽在於他們反映真相、追求公正客觀，這是基本新聞倫理，詹姆士卡麥隆也相信他自己的所見所聞。雖然他認為史懷哲不是一個很稱職的醫師，但他很清楚史懷哲在蘭巴倫內的貢獻和個人魅力，對當時文化尚未開發的非洲大陸而言，是一個很重要而且鼓舞有志者能承志追隨的精神象徵。因此詹姆士卡麥隆做了一個非常難得的抉擇，他決定在史懷哲有生之年不發表這篇專訪！新聞界有幾個人能做得到？也許卡麥隆還是有其他的考量，但現在的台灣媒體充斥著腥羶色，或未經考證就急著以聳動標題報導的文章或言論，跟這位英國老前輩相比，新聞道德的高低標準顯而易判！

約翰岡瑟在他的文章則提到史懷哲並沒有有系統的訓練當地的黑人，使他們能成為技術熟練的醫護人員。在蘭巴倫內 30 年，史懷哲主要仍依靠著歐洲來的護理人員來從事醫院的醫療工作，暗示著史懷哲與黑人互動之間的疏離感。其實當時在非洲隨著傳教士到殖民地進行醫療的歐洲白人醫師不只是史懷哲而已，只是史懷哲的個人魅力太耀眼，掩蓋了其他人的光芒！英國人亞伯特庫克（Albert

Ruskin Cook, 1870-1951）醫師就是一個被淡忘的名字。庫克醫師與妻子在烏干達有系統的建立產科訓練學校,大量培養當地的醫護人才!他不僅是位人道主義的實踐者,對建立烏干達的醫療體系也有莫大的貢獻,他於 1932 年接受英國女王授與爵士爵位。常見於撒哈拉沙漠以南的傳染性疾病:布如里潰瘍(Buruli ulcer),就是他於 1897 年首次描述此疾病。庫克醫師 1896 年就隨著教會傳

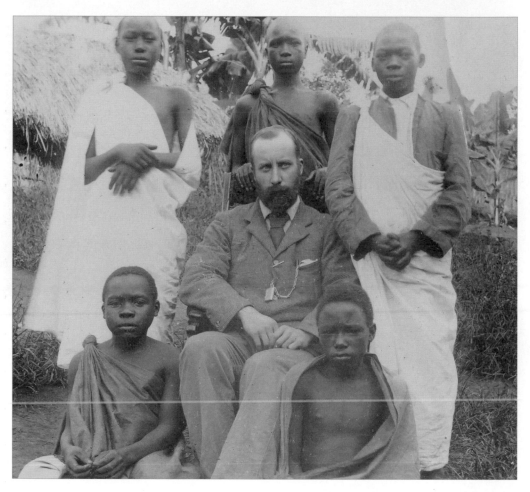

上圖:在烏干達行醫的亞伯特庫克醫師

教士到烏干達服務，於 1951 年在烏干達首都坎培拉去世。這些偉大的人物，也許在歷史上他們的名聲沒那麼響亮，但世界因為有他們一點一滴的耕耘而變得更美好！

史懷哲用前進非洲的行動來實踐他尊重生命的偉大情操，我們無庸置疑。至於有人指責他以老大哥心態來看待當地土著的批評，我認為他們是以聖人的標準來評論他，否則我們不能太苛責史懷哲。1955 年 12 月 1 日在美國阿拉巴馬州蒙哥馬利市，一位女性黑人民權運動者羅莎・帕克斯（Rosa Parks, 1913-2005），她在公車上拒絕讓座給白人，因而遭到逮捕，從此在美國引發一系列的人權抗爭活動。所謂文明國家如美利堅合眾國尚且如此對待有色人種，遑論身處蠻荒非洲的歐洲白人！當然這是指在那個時代而言。史懷哲雖非聖人，但別忘了他是為了服務這些所謂的有色人種，寧願放棄歐洲的一切到蘭巴倫內建立理想中屬於他的國度。當年時代週刊譽他為全世界最偉大的人物並非憑空捏造。

史懷哲生前常說：「Everyone must find his own Lambaréné」

「每個人都應該找到屬於他的蘭巴倫內」— Lambaréné 是個正向的力量，是你終生都願意無怨無悔奉獻的地方，可大可小，因人而異。朋友，你找到了嗎？

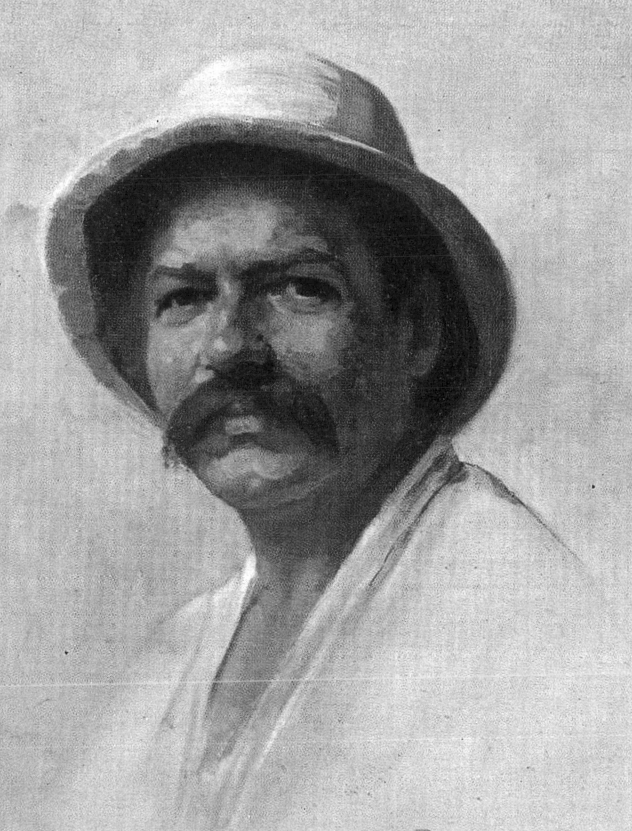

Johanna Engel
1928

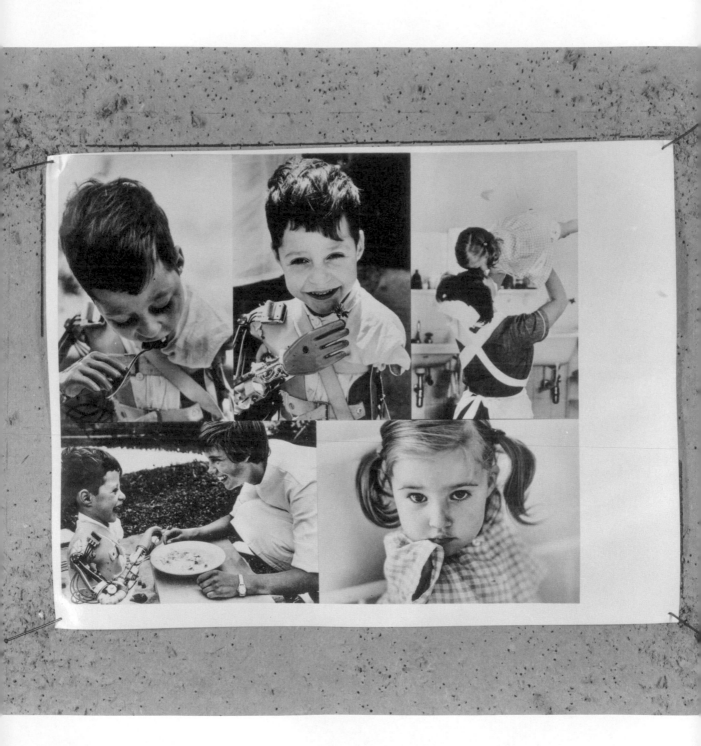

沙利竇邁
凱西醫師～勇氣

Q：沙利竇邁 ₁1957 年在德國上市，用於治療孕婦的害喜症狀。
從 1958 年 11 月產生了第一個有病歷報告的無上肢女嬰，
到 1961 年 11 月德國停止銷售為止，
全球已產生 5000 名以上的畸形兒。
在歐美先進國家中只有美國倖免於難，為什麼？
請敘述您對沙利竇邁事件的感想。

---

1. 沙利竇邁：Thalidomide

之前在校園上大堂課的時候，就有聽過沙利竇邁藥物會有很高的機率造成出生嬰兒畸形而有海豹肢的併發症，不過看到這次醫學人文學術活動的題目，才知道沙利竇邁從未在美國上市，於是上網查詢了相關訊息，也才認識阻止沙利竇邁在美國上市的幕後功臣－凱西醫師（Frances Oldham Kelsey, 1914 - 2015）以及整個事件的經過。

2015 年八月凱西女士辭世，她在 1960 進入美國的 FDA 任職，工作內容主要負責的就是審查申請在美國上市的新藥。雖然當時沙利竇邁因為能有效減輕孕婦害喜症狀而已在歐洲各國熱銷，凱西醫師仍是謹守本分的要求其藥廠能提供更多毒性分析等數據而拒絕讓沙利竇邁上市，隔年也因為陸續的研究報告指出沙利竇邁可能導致胎兒罹患海豹肢症，而使得藥品全面回收。

凱西醫師不僅成功地守護美國的胎兒避免因沙利竇邁而影響肢體發育，也推動了之後的藥品監管相關法令的修法，讓日後新藥上市需提出更嚴謹的成分、效果和副作用分析。

這個故事讓我回想起不久前關於台灣食品安全的新聞，部分事件也是因為基層檢驗人員及調查人員的鍥而不捨下，才能讓這些黑心食品浮出檯面，也進而提醒台灣人民更進一步了解食品衛生安全等議題。

進入醫院實習之後也讓我深深覺得，一個人的生命健康乃至於整個國家族群的健康，都是需要不同領域的專業人士共同維護。從最基本的食品安全、公共衛生的推行、預防醫學的概念、藥物安全的警覺性、到最後病人接受醫護治療的階段，其實有很多觀念可以更深入的去教育大眾，進一步促進整體國家人民的健康；也了解到若是每個人對於其專業領域能有堅定的原則，在當下也許會被部分人士認為是吹毛求疵，但這些原則，日後有可能讓數以倍計的人們獲得應得的保障。

林楷昊 9801040

從紀載的資料中看到，1957 年在德國和世界各國上市的時候，唯獨美國採取較保守的方式，因為美國 FDA 負責新藥審查的一位年輕女醫師凱西，發現此藥的臨床試驗有漏洞，質疑藥品安全性有問題。雖然面臨國內外要求新藥上市的壓力和質疑，但是 FDA 仍然堅持把關，讓沙利竇邁無法在美國順利上市，因此也減少美國海豹寶寶的誕生。

新藥研發上市一般的流程是從臨床前期開始，進行動物試驗證明療效以及觀察毒性，也需要經過 Phase1~4 一連串的人體實驗階段，若是沒有經過完整的審查過程，冒然因為藥物療效上的優點立即上架，可能忽視了藥物帶來的副作用和安全性，也可能因為少了長期監控，藥物的疑慮也提高。

我覺得大家認同的事情不一定就是對的，胖達人香精麵包在揭露之前，也受到多數人的喜愛，但事情揭發來自於一位和麵包產業無相關的鋼琴家，本身很愛做麵包，自製天然麵包嘗試了許久就是做不出胖達人香的口感，因此開始起了懷疑，再加一些佐證，終於讓事情明朗化。我覺得在還沒有證據或是全然透明化之前，應該對事情抱持著適當懷疑的態度。

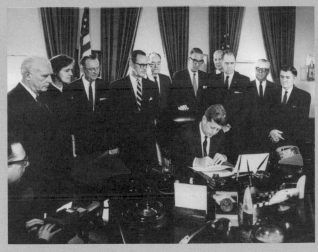 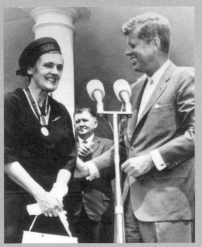

吳欣儀 9801067

上圖：凱西醫師；上右圖："Thalomide Babies" Reportage by Eddy van de Veen

沙利竇邁在 1953 年被研發出來，聯邦德國藥廠 Chemie Grünenthal 投入人才與金錢，研究沙利竇邁對中樞神經系統的作用，發現其具鎮靜催眠作用，此外，還能抑制孕婦的妊娠反應，1957 年 10 月售入歐洲市場，隨後也銷入日本，在此後的不到一年內，沙利竇邁風靡歐洲、日本、非洲、澳大利亞等地，作為一種「沒有任何副作用的抗妊娠反應藥物」，成為「孕婦的理想選擇」。然而在美國，沙利竇邁進入美國食品藥品監督管理局嚴密而繁瑣的市場准入調查，包括凱西醫師在內的 FDA 官員認為，沙利竇邁的動物實驗獲得的藥理活性和人體實驗結果有極大差異，由動物實驗獲得的毒理學數據並不可靠，最終沙利竇邁沒有獲得機會進入美國市場。1960 年，有醫生發現歐洲新生兒畸形比率異常升高，經過流行病學調查，發現新生兒畸形的發生率與沙利竇邁的銷售量呈現一定的相關性，因此學者們對沙利竇邁的安全性產生懷疑，根據毒理學研究顯示，沙利竇邁對靈長類動物有很強的致畸性。1961 年 11 月 Chemie Grünenthal 撤回聯邦德國市場上所有沙利竇邁，不久其他國家也停止銷售，期間由於沙利竇邁造成萬餘名畸形胎兒出生。因為這一事件 Chemie Grünenthal 支付了 1.1 億西德馬克的賠償。

雖然沙利竇邁受害者已得到金錢物質的賠償，然而，諸如海豹腳（腿短短的沒有膝蓋）、無四肢、骨骼發育不完整、顏面精神麻痺、先天性心臟病、腸胃或泌尿道異常，凡此種種，全球已有約八千名受害兒童誕生，這些孩子們的痛苦並非金錢所能夠彌補的。全天下的父母，無不充滿期待著新生命的誕生，這不僅代表傳宗接代，更是人與人之間愛的結晶，生下具有殘缺的小孩，令這些父母的心中產生矛盾，一方面認為雖然小孩有所殘缺，但自己仍必須用心呵護自己所生，另一方面又想著，這樣的孩子，在世上該有多麼的痛苦，生活上的失能、社會上的歧視與看似沒有希望的人生，種種的現實就像冰雹般錐刺著父

母們的心。僅僅一顆藥就足以致使胎兒畸形，即便順利出生，第一年內的死亡率也是高達 40%，即使小孩生下後，也可能會否認自己的出生，甚至對於父母產生憤恨，對於上天的不公平產生怨懟，對於這些孩子、父母、家庭無疑都是人生的悲劇。歷史上的借鏡，對於人類的進步是非常重要的，此一重大事件，對醫學、藥學、社會等等，都產生了莫大的衝擊與震撼，雖然已發生的事情，我們只能盡量彌補，更重要的是有此教訓後人們對於新藥物的上市，持著極度謹慎的態度來審核，也了解到並非「新藥」就是好藥，唯有經過重複縝密的臨床測試才能確認新藥的安全性，也才能讓人們的健康因為藥物的研發有所改善，而非傷害。

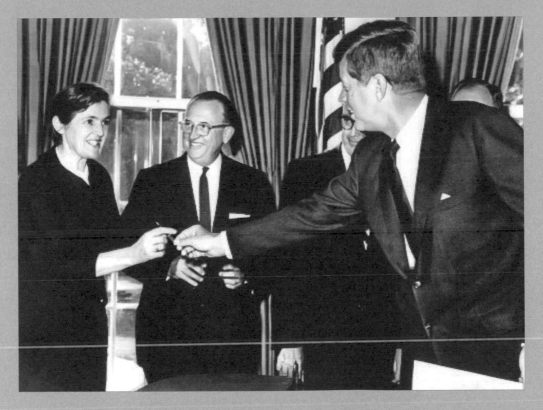

楊鯉魁 9801057

上圖：甘迺迪總統表揚凱西醫師

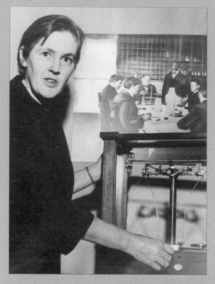

　加拿大藥師兼醫師凱西女士在她於芝加哥大學時期，尋找治療瘧疾的合成方法，進而得知藥物以及胎盤血屏障礙的相關性。取得學位後，她被 FDA 聘請擔任藥物審核師，而當時包含她，僅有 11 位審核員。凱西女士於 1960 年上任後的第一份工作就是審核，當時這份藥物如日中天，被許多先進國家甚至是加拿大廣泛使用。然而她堅持將這份藥物阻擋下來並要求更多的研究資料，原因是一份英國研究指出這藥物在神經系統的副作用。由於歐洲國家陸續出現上肢畸形的胎兒，並開始收集病例後發現許多母親皆有服用沙利竇邁而震驚世人。凱西女士不畏企業和藥廠施壓，並與之對峙的勇氣，讓美國成為唯一沒有受到沙利竇邁事件影響的國家。

　　這件 20 世紀最著名的藥害事件，導致世界各國修訂新藥物上市許可的試驗流程與安全標準。在這件事件中我認為有幾個很有意思的點，於 1958 上市的藥物很快的在 1961 年被揭露，在此之前僅有一些零星的個案報導，要如何在新藥以及用藥結果的觀察上做連結，是一項值得令人深思的重點，除此之外，凱西女士在一片看好新藥的旋風當中，不僅要對抗企業藥廠還要面對醫倫對於改善病人症狀的指責。在僅有的少數研究資料中，結合知識並且對於安全的堅持，即使只有一兩篇論文指出可能的副作用，也謹慎的逐一審視。

　　藥物對於人體作用廣大，即使少數的副作用，對於病人以及家屬都有重大的心理傷害和影響，即使是半世紀前的事件，依然深深影響世人，訴訟也延續到這世紀，目前仍有受害者存活於世，而這一悲劇是後人應該牢記的教訓。

蔡雨潔 9801124

沙利竇邁當初因為可以有效減緩孕婦懷孕時不適的症狀，因此在很多國家上市並且廣為使用。但藥廠想在美國上市，卻無法順利成功，因為其中一位食品與藥品管理局的審查員認為藥廠提供的藥品資訊不夠完整，尤其是關於藥物毒性成份分析方面。所幸因為審查員的堅持，不論藥廠施壓或其他輿論因素，仍然不願意通過，也因此沙利竇邁無法在美國上市。

在這之後，因為先天性四肢發育畸形的比例被發現有大幅上升，其中有許多婦女曾在懷孕時期使用過沙利竇邁，所以此藥物的致畸胎作用才開始被調查研究。但在藥廠停止銷售此藥物前，全世界已產生超過 5000 例以上的畸形兒。

歐美先進國家中只有美國因為審查員的堅持而未上市，才能夠倖免於沙利竇邁此藥物所造成的傷害。除了短肢畸形外還有許多人可能有心臟方面的問題、聽力或視力受損、甚至於對腦部方面產生副作用。

在此事件發生後，或許對於許多國家都有影響。除了畸形兒後續的照顧外，也開始重視食品與藥品的審查。並非新藥就比較好，也要考量它的副作用與致畸胎性。對於藥品上市後副作用的通報也要有系統性的管道，因為在藥品的臨床試驗階段，可能因為研究結束時統計選擇的時間不同，而會有不同的結果。但不論是食品或藥品的使用，或許多多少少都會有副作用，但是應該要以 Do No Harm 為目標。

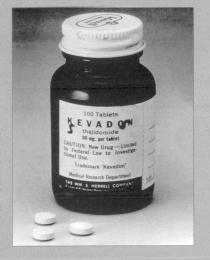

另一方面，從沙利竇邁的審查過程中，也讓人注意到對於自身專業素養的堅持與態度有多麼重要，從自己的專業了解一個藥品的上市需要哪些研究數據、有哪些不足的資料，並且不屈服於廠商的壓力，堅持做自己認為對的事。

蘇勤雅 9801109

上圖：新藥實驗中的沙利竇邁

美國 FDA 負責新藥審查的一位年輕女醫師凱西，發現此藥的臨床試驗有瑕疵，質疑藥品安全性有問題，雖然面臨國內外要求新藥上市的龐大壓力與質疑，但是 FDA 仍堅持其把關的角色，讓沙利竇邁在美國無法上市，這樣的堅持，拯救了美國可能因此藥之害而誕生的兩萬名畸形胎兒。

我認為每個藥品都應該嚴格的把關，並不是新藥就是好藥，然而除了藥品的安全問題外，已上市的藥，如果出現副作用，更應該有良好的通報機制。而藥品的的安全，除了藥廠外，全民和政府也應該有責任，現在台灣有了健保，各藥廠削價競爭，出現了藥品比糖果便宜的情況，而造成了民眾不珍惜所拿到的藥，只要藥價一提高，就開始謾罵，而政府也帶頭跟藥商砍價，這樣長久下來，藥商根本不敢研發新藥，或是研發了新藥後，安全的機制因為成本的問題而變得馬虎，到頭來，傷害的還是民眾。

不只人民、政府，新聞記者也是很重要的一環。沙利竇邁在 1957 年問世，卻直到 1961 年才全面下架，這藥使孕婦產下畸形兒，甚至根本沒有發育，長大也是小小的一個，或者顏面神經麻痺，先天性心臟病，腸胃或泌尿道異常，凡此種種，全球已有約八千名受害兒童誕生，等到重見天日時已是 1977 年。

因為法律的緣故限縮了受害者權益的爭取，是依靠一群記者組成的調查小組的努力，不屈不撓地挖掘真相，才讓受害者獲得遲來的正義。這些記者花了十年的時間，調查同一件案件，這樣的精神令人感佩，他們承受寂寞、種種威脅，最後終能發現關鍵的事實，而讓事件獲得重大突破。反觀台灣的新聞界，長於操作議題、炒短線，只圖了個「蠱惑人心」的臭名，卻少了追根究底探究真相的毅力，更喪失了作為社會良心的自覺與使命感。這件事給了我一個很大的啟思，完整的醫療，並不只是醫學相關人員的責任，而是靠全體公民一起的參與及監督，唯有如此，才能讓我們的下一代有美好的未來。

林資洋 9801064

右圖：美國公務員招聘海報裡關於凱西女士的介紹

Drug Detective

Her skepticism and insistence on having "all the facts" before certifying the safety of a sleep-inducing drug averted an appalling American tragedy — the birth of many malformed infants.

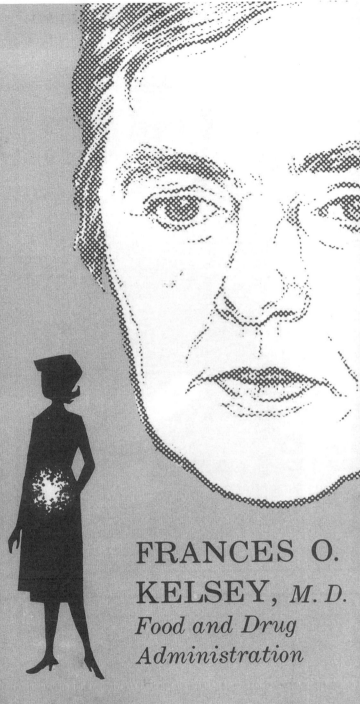

OOOOOO

She resisted persistent petitions of commercial interests who presented data supporting claims the inexpensive drug was harmless. The facts finally vindicated Dr. Kelsey, as evidence piled up to show the drug — thalidomide — when taken by pregnant women, could cause deformed births.

Her action won her the President's Award for Distinguished Federal Civilian Service.

FRANCES O. KELSEY, *M. D.*
Food and Drug Administration

The Federal Civil Service

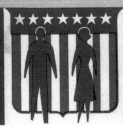

Four Score Years of Service to America

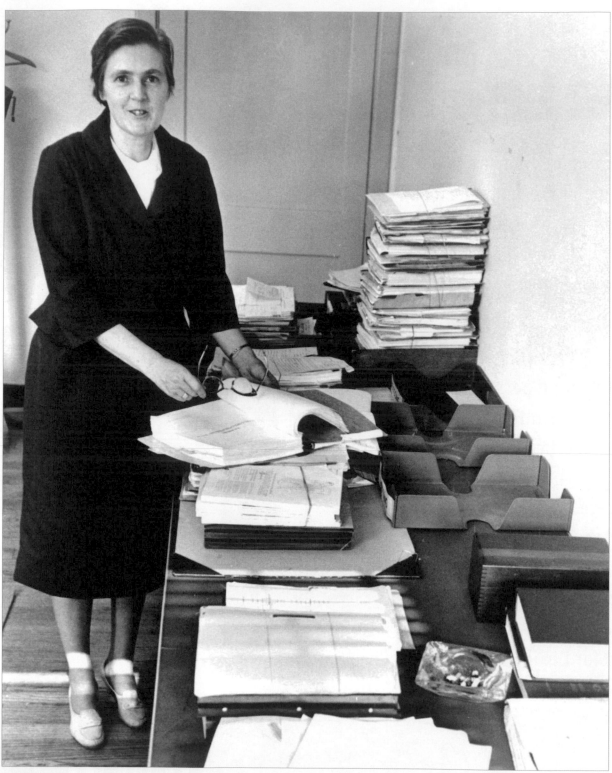

沙利竇邁這歷史事件我們學到的是「勇氣」兩個字。它讓我們知道政府機構中的一個小官員，憑著她的專業，秉著她的良知，做她認為該做的事，可以帶給整個國家人民如此巨大的福祉！

我們常聽到某某藥物已經得到美國 FDA（Food and drug administration；美國食品藥物管理局）認證通過，可以安心使用云云，FDA 幾乎就是藥物品質的保證，而 FDA 就是因為當年阻擋 Thalidomide 在美國上市而聲名大噪享譽國際！這背後的關鍵人物就是法蘭西斯‧凱西醫師。

有人評估如果 1961 年 FDA 允許沙利竇邁在美國讓孕婦使用，那麼至少將會有超過兩萬名的畸形嬰兒誕生！它影響的層面不會只是兩萬個家庭的悲劇，而是整個社會的恐慌！因為她的貢獻，1962 年美國甘迺迪總統頒發非軍職公務員的最高榮譽獎章給凱西，表彰她有如軍人般的保護美國本土國民不受外力侵犯。

澳洲婦產科醫師麥克布萊（Dr. William McBride）於 1961 年 12 月投稿知名醫學期刊 The Lancet（刺胳針）指出：根據他自己的臨床觀察，一般先天畸胎率只有 1.5%，但懷孕期間服用沙利竇邁的孕婦，產出的畸胎率卻高達 20%！世界其他國家的醫師也有相同的發現，整個事件才逐漸水落石出而終於落幕！

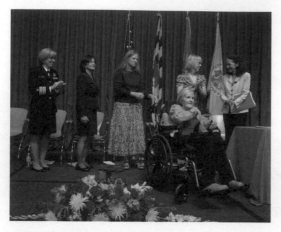

2010 年，美國食品藥品監督管理局（FDA）設立「凱西獎」，用來表揚每年 FDA 表現最傑出的員工，凱西醫師她本人就是第一屆凱西獎的得主，的確是實至名歸，那年她已經是高齡 95 歲了！凱西醫師她一直到 90 歲才從 FDA 退休，一生致力於藥品安全的維護，她在 2015 年 8 月去世，享年 101 歲。我們在 9 月以醫學人文討論的方式向她致敬。我已經不用再贅述凱西醫師當年小蝦米（初出茅廬的公務員）如何對抗大鯨魚（政商關係良好的國際大藥廠）的勇氣，我欣賞的還有她的不居功！當她在接受訪問或領獎時都不忘提到她的同事 Oyam Jino 與 Lee Geismar，還有她在 FDA 的上司。凱西醫師認為他們也應該接受表揚！因為有這些同僚的情義相挺，才讓她度過與藥廠長期施壓周旋的難關。

她的大公無私讓我想起美國心臟外科名醫亞佛‧布萊洛克（Alfred Blalock, 1899-1964），與他的外科技師威威安‧湯瑪士（Vivien Thomas, 1910-1985）的故事。治療先天性心臟異常法洛氏四重症（Tetralogy of Fallot）的知名外科手術 Blalock-Taussig Shunt 就是以他與另一位傑出的小兒心臟科醫師海倫陶西格（Hellen

Taussig, 1898-1986）命名的。不過布萊洛克他自己十分清楚，如果沒有他的得力助手湯瑪士開發的手術器械和精細的縫合技術，這項轟動當時醫學界並成功治療藍嬰症（Blue baby syndrome）的劃時代創舉，絕對無法成功！湯瑪士是非裔美國人，在那個年代種族歧視還是很普遍的問題，不知道是因為湯瑪士是黑人而且不具醫師資格，還是害怕因為公開湯瑪士的傑出貢獻而失去他本身的風采？布萊克洛直到去世前，從未曾在公開演講或研究論文中感謝過湯瑪士，甚至在拍攝醫療團隊照片時，也未曾請湯瑪士入鏡！原來，公開感謝一個人共同分享彼此的成就，也需要勇氣！

有才德的人終究是不會被埋沒的。1976 年約翰霍普金斯大學授與湯瑪士榮譽博士學位，肯定他對醫界的傑出貢獻，頒獎給湯瑪士

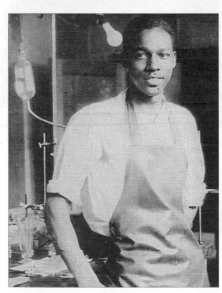

博士的就是海倫陶西格醫師。傳統的 Blalock-Taussig Shunt，現在的名稱是 Blalock-Thomas-Taussig Shunt。我想，不管我們所謂的位階是在哪一個程度，做事就是要永保善心，盡守本份。一般而言，位階愈高所做的決定影響層面就愈廣愈深，而當我們需要「勇氣」做重大抉擇時，請記得要把它放在正義的那一邊！

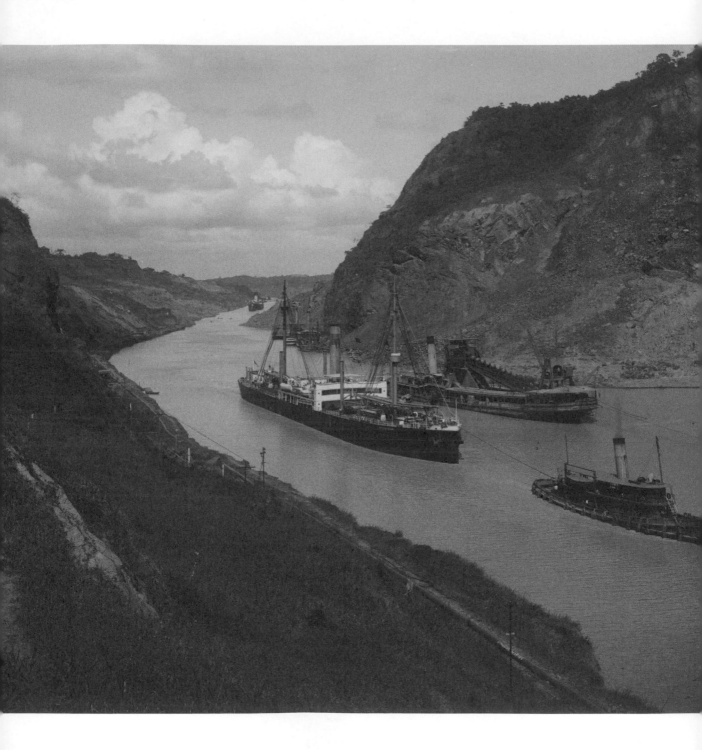

巴拿馬運河
傳染病防治

Q：巴拿馬運河是貫通大西洋與太平洋海路的偉大工程，
一開始是由完成蘇彝士運河而成名的法國外交官雷賽布所建造，
後因種種人為或天然因素而宣告失敗，
巴拿馬運河最終是由美國克服困難興建完成。
美國華府附近有一間沃爾特・里德國家軍事醫學中心[1]
是為紀念沃爾特・里德醫師[2]的貢獻，
請問沃爾特・里德與巴拿馬運河建造成功有什麼關聯？

1. Walter Reed National Military Medical Center
2. Dr. Walter Reed 1851 - 1902

回顧巴拿馬運河的建造過程，可以說是一個人類建築史上的奇蹟。從地理位置來看，巴拿馬運河由於位在熱帶叢林地區，多變的氣候及地形，為工程的進行增添了不少困難；此外，熱帶地區更是瘧疾、黃熱病等等疾病的溫床。因此，在工程進行的同時，有許多工人便因為疾病的肆虐，喪失了他們寶貴的生命，這樣的阻礙也讓一開始企圖建造巴拿馬運河的法國人，最後忍痛放棄了建築運河的計畫。

在了解到運河開拓的重要性之後，美國便在法國人放棄後接手，在巴拿馬地區展開了漫長的運河建築的計畫。由於法國人先前失敗的經驗，美國人了解到在運河完工之前，還有一場艱辛的防疫抗戰要打。當時，醫學界對黃熱病的了解甚少，故找出黃熱病的傳播媒介，成為防疫的首要目標。

而黃熱病、巴拿馬運河和沃爾特‧里德（Dr. Walter Reed）醫師之間的關聯為何？最早於 1900 年，駐紮在古巴的美軍營區爆發了黃熱病，由於當時人們對黃熱病的了解不多，於是美國政府便指派了里德醫師前往古巴哈瓦那，試圖找出黃熱病的傳染媒介。

然而，早在 1881 年，哈瓦那的一位古巴醫生卡洛斯‧芬萊（Carlos Finlay）就指出，在當地的埃及斑蚊便是傳染黃熱病的罪魁禍首；遺憾的是，他的這個說法在當時的醫學界並不被接受。

在里德醫師領導的團隊抵達古巴後，他和芬萊醫師合作，開始了人體實驗及漫長的臨床研究，後來終於確認了黃熱病的傳播媒介即為雌性的埃及斑蚊。里德醫師的這個發現，使人們首次了解到要如何預防黃熱病。

在滅蚊行動開始後及蚊帳的普及使用，黃熱病的傳播被有效的抑制，也使得巴拿馬運河能夠在 1913 年順利啟用，1914 年完工。里德醫師的發現，拯救了許多工人的寶貴生命，也讓他在人類和傳染病的抗戰史上，留下了光榮而令人敬佩的一頁。

葉　衡 9801117

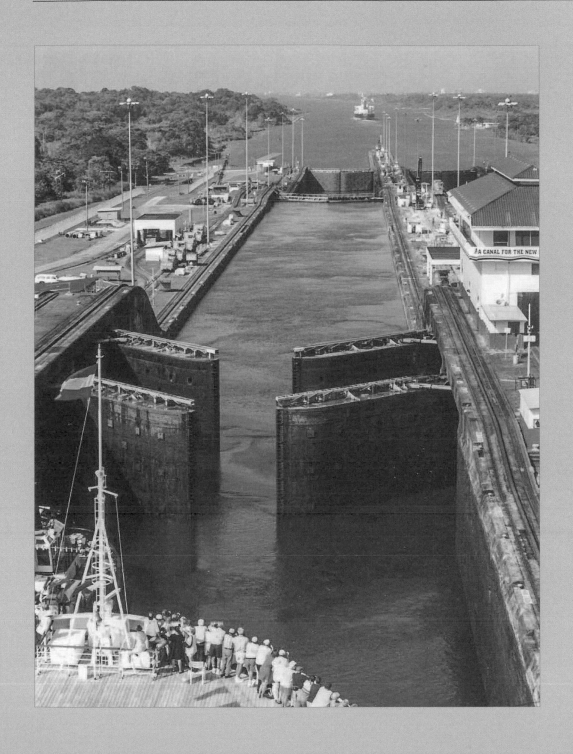

上圖：完工後的巴拿馬運河閘門

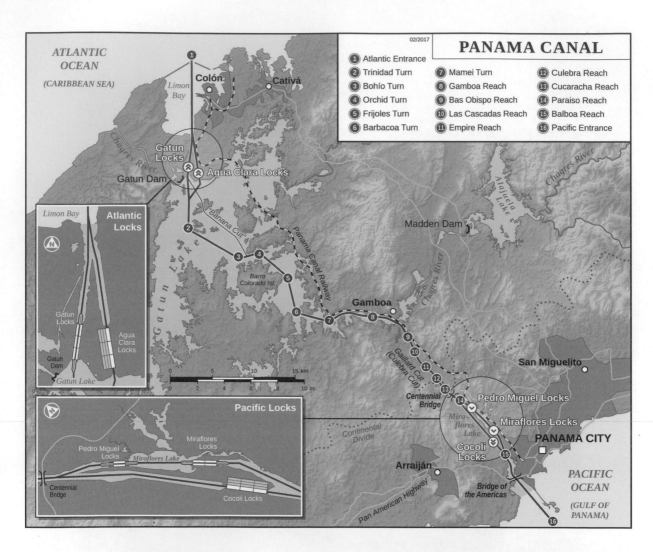

PANAMA CANAL

02/2017

1. Atlantic Entrance
2. Trinidad Turn
3. Bohío Turn
4. Orchid Turn
5. Frijoles Turn
6. Barbacoa Turn
7. Mamei Turn
8. Gamboa Reach
9. Bas Obispo Reach
10. Las Cascadas Reach
11. Empire Reach
12. Culebra Reach
13. Cucaracha Reach
14. Paraiso Reach
15. Balboa Reach
16. Pacific Entrance

ATLANTIC OCEAN (CARIBBEAN SEA)

Colón
Cativá
Limon Bay
Chagres River
Gatun Locks
Gatun Dam
Agua Clara Locks

Atlantic Locks
Limon Bay
Gatun Locks
Agua Clara Locks
Gatun Dam
Gatun Lake

"Banana Cut"
Gatun Lake
Barro Colorado Isl.
Panama Canal Railway
Alajuela Lake
Chagres River
Madden Dam

5   10   15 km
0 2 4 6 8 10 mi

Gamboa
Gaillard Cut (Culebra Cut)
Chagres River

San Miguelito

Centennial Bridge
Mira-flores Lake
Pedro Miguel Locks
Miraflores Locks
Cocoli Locks

PANAMA CITY

Pacific Locks
Pedro Miguel Locks
Miraflores Locks
Miraflores Lake
Centennial Bridge
Cocoli Locks

Arraiján
Pan American Highway
Bridge of the Americas

PACIFIC OCEAN (GULF OF PANAMA)

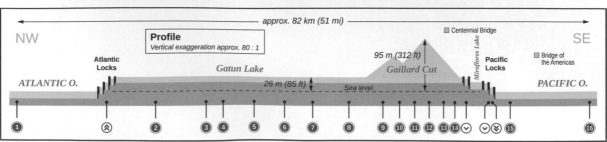

approx. 82 km (51 mi)

NW

Profile
Vertical exaggeration approx. 80 : 1

Centennial Bridge

SE

Atlantic Locks

Gatun Lake

95 m (312 ft)

Gaillard Cut

Miraflores Lake

Pacific Locks

Bridge of the Americas

ATLANTIC O.

26 m (85 ft)   *Sea level*

PACIFIC O.

無論把它放在歷史中的哪一個時代，建造巴拿馬運河不管是在規模上或是技術難度上，都是罕見的偉大工程。光是移山築壩所挖出來的土石份量，就足足可以建造 26 個埃及吉薩金字塔。除了有優秀的工程師之外，與其他歷史上偉大的建築最大不同的地方，就在於巴拿馬運河的建造成功，要歸功於背後有一支傑出的醫療團隊，巴拿馬運河的通行不僅是工程上的奇蹟，也是公共衛生史上重大的勝利。

西班牙探險家巴爾波亞（Vasco Nunez de Balboa, 1475-1519）於 1513 年，從加勒比海岸橫越巴拿馬充滿沼澤與熱帶雨林的蜂腰地帶，到達了太平洋海岸。他發現隔開兩大洋的僅是一道瘦長的陸地，當時巴爾波亞就認為，建造一條貫穿東西兩岸的水道可行性很高，而這偉大的夢想要真正實現卻已是四百年後的 1914 年了。

1848 年美國加州發現金礦引發淘金熱潮，那時候由美國東岸到西岸有三條路線可以走。第一條就是像電影中演的，跟著篷車隊跋山涉水穿越廣大的中西部，半年後才可到達舊金山。第二條就是乘船南下到巴拿馬後，循著巴爾波亞的路徑，穿越巴拿馬熱帶雨林的窮山惡水走到太平洋海岸，再搭船北上抵達加州。這條路徑比橫越美國中西部稍微快一些，但是險路重重又有熱帶疾病，一般人視為畏途。第三條就是走葡萄牙探險家麥哲倫（Fernando de

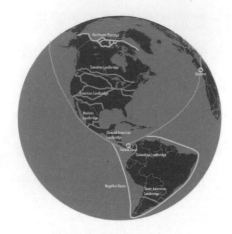

Magallanes, 1480-1521）的路線，從紐約搭船南下繞過南美智利的合恩角（Cape Horn）到太平洋，全程超過20000公里。從地圖上看來似乎是路途最遙遠的一條路徑，事實上，三個月就可以到達。所以在19世紀當時，大陸橫貫鐵路和巴拿馬運河尚未完成之前，從美國東岸到西岸的最快交通路線就是第三條海路。

法國外交官雷賽布（Ferdinand de Lesseps）完成蘇伊士運河建設（1858-1869）後聲望如日中天，名利雙收，巴拿馬運河的興建工程他當然是第一人選。可惜雷賽布成也運河，敗也運河，蘇伊士運河讓他揚名立萬，巴拿馬運河卻讓他飲恨終生！

雷賽布是外交官對土木工程並不熟悉，他忽略了巴拿馬的地質及環境與北非埃及區域完全不同。雷賽布設想建造一條和蘇伊士一樣與海平面等高的運河，工程設計錯誤加上財務管理不當導致公司破產，再加上他一直無法解決當地蔓延肆虐的黃熱病與瘧疾，導致人工短缺的問題，因而在1898年宣告失敗。雷賽布在1880年預估建造巴拿馬運河只須費時8年，可惜從1882年開始動工到1898年花了16年仍無法完成。

在法國建造運河期間，至少有 22000 名工人死亡，其中很多人都死於黃熱病與瘧疾，當時他們並不知道流行病是由蚊子媒介傳播，工程也常因健康的工人太少而數度停滯。美西（西班牙）戰爭也在法國宣布巴拿馬運河營建失敗那年（1898）爆發，美國協助古巴獨立，同時佔領位於太平洋上的菲律賓與關島。在統合大西洋及太平洋軍艦的調度上，穿越南美麥哲倫海峽或繞過南非的路徑都太過漫長費時，在戰略考量上，巴拿馬運河的重要性顯而易見。當時美國

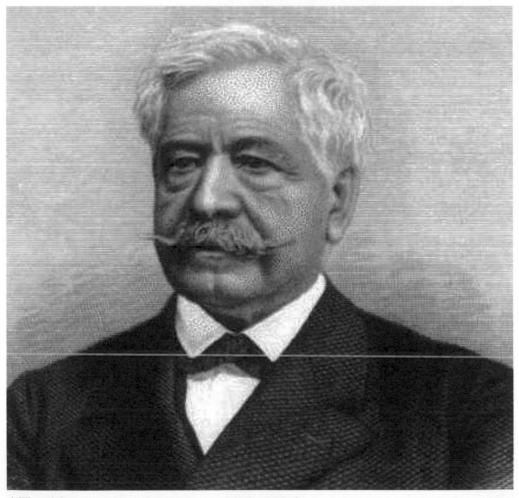

上圖：雷賽布（Ferdinand de Lesseps, 1805 - 1894）

169

羅斯福總統（Theodore Roosevelt）在國防與經濟的考量下，解決了外交及財務困難的雙重問題，積極爭取巴拿馬運河的建造權，若無他的遠見與毅力，巴拿馬運河的興建將遙遙無期。

工程於美國主導下 1904 年開始動工，在當時最傑出的工程師史蒂文斯（John F. Stevens）的協助下重新設計藍圖並負責基礎工程，他的後繼者戈索爾斯（George W. Goethals）則負責加通（Gatun）水壩工程，這兩位土木工程師都是一時之選，在巴拿馬硬體工程上厥功至偉。1904 年動工，1914 年 8 月 5 日首次通航，工程耗時 10 年，能在最短的時間內完成這偉大的建設的關鍵之一，就是傳染病疫情能得到有效控制，並維持建築工人們的健康。

早在 1881 年，古巴當地的醫師卡洛斯・芬萊（Carlos Finlay, 1833-1915）就提出蚊子可能是黃熱病的帶原者，他是世界上第一個提出這樣假說的人，在 1882 年他更進一步確認埃及斑蚊是黃熱病的罪魁禍首。可是這樣的理論，在當時並沒有被實際運用到傳染病的防治上！ 1900 年，美國軍醫沃爾特・里德少校（Dr. Walter Reed, 1851 - 1902），被指派到古巴進行熱帶疾病包括黃熱病的研究，芬萊醫師沉寂了二十年的資料總算被慧眼識英雄的里德醫師發現，並且邀請他攜手合作進行一連串的人體試驗，終於確認黃熱病的媒介的確是埃及斑蚊。

右圖：里德醫師及以沃爾特里德命名的美國國家軍事醫學中心

里德醫師是第一個使用知情同意書（Informed Consent）來進行人體試驗的人，因為風險很高可能導致死亡，所以自願者會有 100 美元的回饋金（相當今日美金 3000 元），如果受試者染病了會再加發 100 美元！當年就有許多醫療工作人員為了找出黃熱病的傳播原因，非常有勇氣的自願參加這人體實驗。護士克拉拉・瑪斯（Clara Maass, 1876-1901）女士，就是自願受試者之一。1901 年 3 月她第一次接受曾吸過黃熱病患者血液的埃及斑蚊叮咬，幾天後她只有輕微症狀並且很快恢復。那時候研究人員已知道埃及斑蚊是媒介，但苦於證據仍不夠，因為有人被叮咬後仍然維持健康狀態。為了科學證據，瑪斯女士決定志願繼續接受第二次叮咬，研究

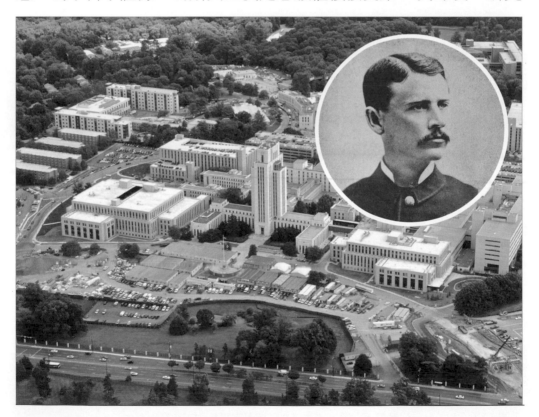

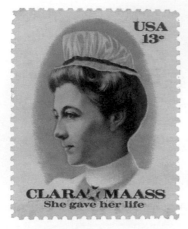

人員希望，她能因第一次叮咬而產生的抗體來抵抗可能感染的黃熱病病毒（那時還不知道是病毒感染）。很不幸的，瑪斯女士在第二次叮咬後 4 天出現明顯的黃熱病症狀，與病魔搏鬥 6 天後不幸於同年 8 月去世。她是里德醫師人體試驗的最後一名犧牲者，她的過世同時也讓研究主持人宣布結束黃熱病的試驗。位於美國紐澤西州的貝勒維市（Belleville, New Jersey）有一間以她命名的 Clara Maass Medical Center，就是為了紀念她對醫學研究的奉獻與勇氣。

里德醫師因為黃熱病的研究以及主持人體試驗而聲名遠播，名氣高於古巴的芬萊醫師，許多報導都將黃熱病的防治歸功於里德醫師，但里德醫師並不居功，他常在自己的文章引用芬萊醫師的著作，並且將發現蚊子是病媒的貢獻歸給芬萊醫師，里德醫師的品德與才學並俱，位於華盛頓行政特區附近的美國國家軍事醫學中心就是為了紀念他而命名。里德醫師並沒有目睹巴拿馬運河完工，他於 1902年因闌尾破裂導致腹膜炎而過世，享年 51 歲。

另一位重要關鍵人物就是巴拿馬運河衛生指揮官軍醫威廉·戈爾加斯醫師（William C. Gorgas, 1854-1920）。因為里德與芬萊醫師的

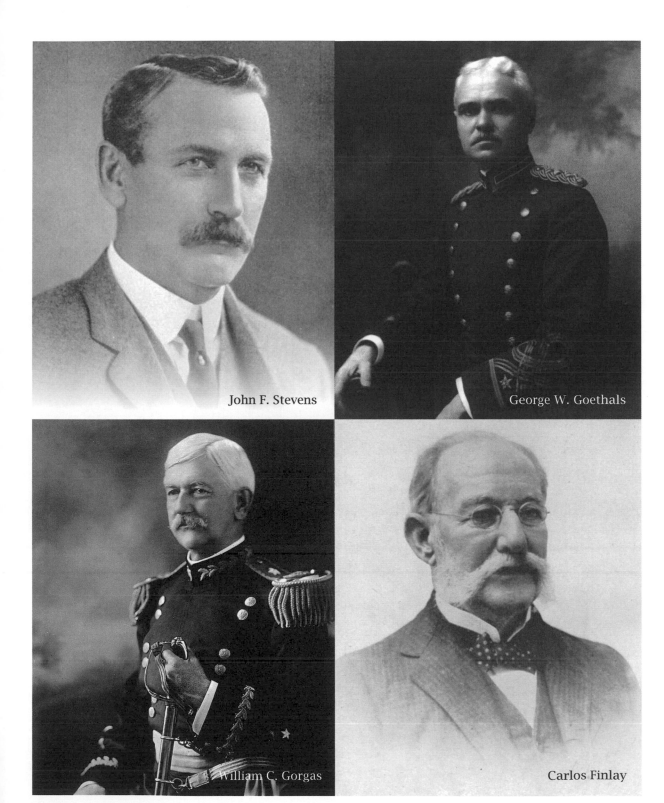

John F. Stevens

George W. Goethals

William C. Gorgas

Carlos Finlay

173

研究，戈爾加斯醫師投入運河工程後，主要任務就是改善當地的衛生情況。最初三年積極的鏟除大片叢林與雜草叢生處，並清除所有的沼澤和汙水池，使傳播疾病的蚊子無處可生存。到 1906 年，巴拿馬運河區的黃熱病幾乎絕跡，而瘧疾病例也急遽下降！沒有清除這兩大障礙，使工人維持健康，運河工程將無法完成。戈爾加斯將軍後來被任命為美國衛生署長。第一次世界大戰時，曾率領美國醫療服務團到歐洲，他於 1920 年逝世，美國政府肯定其一生成就，功在國家，特別以國葬向他致敬。

目前在南美巴西肆虐的茲卡病毒（Zika Virus）也是透過埃及斑蚊傳染！巴西 2014 年罹患小頭畸形的病例不超過 150 件，但從 2015 年 10 月到 2016 年初就已累積超過 3500 個案例，顯示疫情在擴大中，嚴重威脅胎兒未來命運的發展！若說蚊子是人類身邊最危險的動物，實在一點也不為過！巴拿馬運河已完成 100 年了，但我們與埃及斑蚊之間的戰爭卻從不曾停歇過！

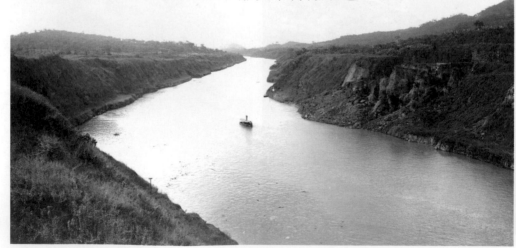

上圖及右圖：施工中的巴拿馬運河

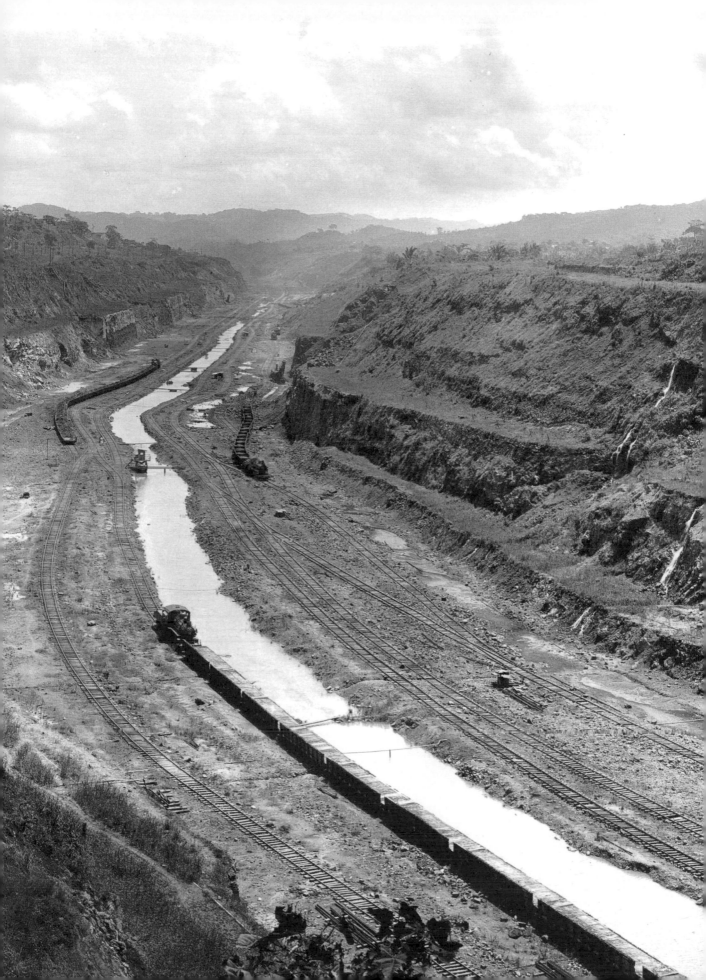

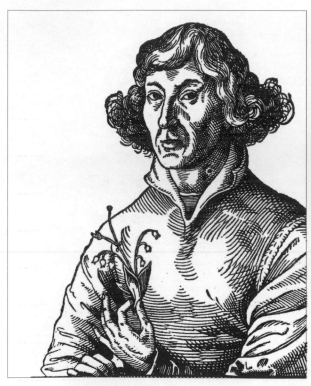

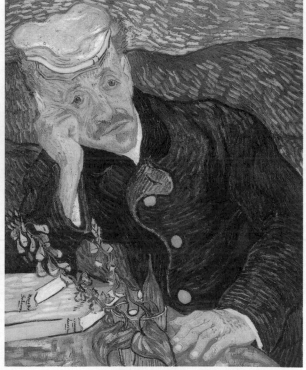

哥白尼及嘉舍醫師
工作與興趣

Q：左圖人物是反對地球為宇宙中心並倡導地球繞日的哥白尼[1]，
而右圖則是梵谷畫筆下的嘉舍醫師[2]畫像。
請問這兩幅肖像無論是畫中人物或構圖，
有何相似之處？背後有什麼典故？

---

1. 哥白尼：Nicolaus Copernicus, 1473 - 1543
2. 嘉舍醫師：Dr. Paul Gachet, 1822 - 1895

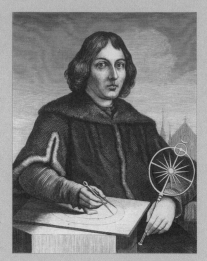

哥白尼手裡拿的是 Lily of the valley（鈴蘭），一種具療效的藥草，於其身處的文藝復興時代，「鈴蘭」象徵著醫師。

雖然身為波蘭人的哥白尼最為人所津津樂道的是他提倡日心說模型：認為太陽才是宇宙的中心，在他與世長辭後，被認為對現代天文學具有重大啟發的《天體運行論》始正式出版。不過他的正職其實是教士，這或許和其父親在他 10 歲就過世、被其舅舅盧卡斯（Lucas Watzenrode）一手扶養長大脫不了關係。盧卡斯後來當上地區教堂的主教，也讓哥白尼接下教士一職。

在往後的人生裡，他又輾轉在義大利和波蘭擔任教士。是什麼樣的原因使哥白尼想學習醫學呢？他的目的很單純，是為了在學成後能為舅舅盧卡斯主教和其他牧師會的成員們服務，他於是花了兩年的時間於義大利名校帕多瓦大學（University of Padua）修習醫學。對於醫學方面的成就少見於其傳記，而當時他的動機也是十分簡單：「醫學，是一種能為身邊人服務的技能。」我想，或許不似現今醫學知識日新月異、講究實證，那個年代的醫療作為很實際的工具，也十分仰賴前人的經驗。對於自年輕起即主修天文、數學的哥白尼來說，他或許是看上其他類別知識的實用性或是興趣來做廣泛學習。

對於現今為數不少從小就被限制或灌輸要走往以成績及未來收入為導向科別的學生來說，如此廣納百川的通才實在令人欽佩。而我也反思，對於自己有興趣或有益於人生的事物，為何不能以開闊的心胸接納：即使自幼少有接觸的領域，假使有著濃厚興趣，何嘗不可跨界優游其中。

林士喆 9901050

為何有些畫像中的哥白尼手上拿著的不是天文儀器，而是藥草？天文的研究是哥白尼的業餘嗜好，他的正職其實是教士。另一方面，他在1501~1503 年期間於以醫學著稱的義大利帕多瓦大學習醫。之後負責照顧他舅舅盧卡斯主教及其他教士。

哥白尼在這張畫像中手上拿著的植物：「lily of the valley」中文名稱為鈴蘭。是一種有療效的藥草（在《東北藥植志》中鈴蘭有：溫陽利水，活血祛風。治心力衰竭、浮腫、勞傷、崩漏、白帶、跌打損傷。）所以在文藝復興時期，手持「鈴蘭」是「醫師」的標準象徵。（參考自《追蹤哥白尼》）

哥白尼最為人所知的是日心說。日心說改變了那個時代人們對宇宙的認識，而且動搖了歐洲中世紀宗教神學的理論基礎。由於時代的侷限，哥白尼只是把宇宙的中心從地球移到了太陽，並沒有放棄宇宙中心論和宇宙有限論。雖然哥白尼的觀點並不完全正確，但是他提出的理論，給人類的宇宙觀帶來了巨大的變革。（參考自《維基百科》）

以前在國、高中物理學課堂中，常不禁讚嘆這些引領人類的巨人們，像是哥白尼、伽利略、牛頓、法拉第、愛因斯坦等等，要是沒有他們的研究啟發如井底蛙的普羅大眾對物理天文的認識，進一步影響到如運輸、通訊、建築、資源探勘等諸多現在必需的技術，我們怎麼能有這樣方便的生活環境。

高中時，物理老師曾說過的一段話讓我印象深刻：「後代的人們不會對那些擁有權力和財富的政商名流心存感謝，而是因為深受著這些改變人類生活的科學家們的影響，而景仰著他們！」。

閱讀科學巨擘們奮鬥的故事，也學習他們在研究領域樹立的典範，啟發我們即便是在汲汲營營的日常工作中，必須更勇敢的面對求知的挑戰，有時也該停下腳步，反思自己對醫學生涯的期望到底是什麼？

游天瑜 9930064

綜觀古往今來，藥用植物一直在歷史上扮演重要的角色。從青蒿素的提煉、嗎啡用於止痛、秋水仙素治療痛風、到近來抗癌藥物太平洋紫杉的製成。不用說，心衰竭藥物的發展，也與藥用植物脫不了關係。

文藝復興時期的哥白尼是當時的天文學巨擘，其所提出的「日心說」開啟了天文學革命的大門。然而許多人都不知道，哥白尼其實是個業餘的天文學研究者，教士及醫師才是他的正職。此外，他也是位通曉多國語言、研究貨幣學說及經濟學的傳奇人物。

從許多的哥白尼的雕像上，可以發現他手中拿著的通常是日心說的模型，但有些畫像中並不是拿著天文器具，而是一株鈴蘭。鈴蘭中含有的物質雖然具有毒性，但亦有強心作用。在那個白袍尚未成為醫生的代表、醫藥也相對匱乏的年代，手持藥草就是醫師的象徵之一。

值得注意的是，藥草做為醫師的象徵不只是出現在哥白尼的畫像上，另一個例子是後印象派畫家梵谷。梵谷在他人生末期飽受精神疾病所苦，因此他開始接受嘉舍醫師的治療。諷刺的是，梵谷有許多知名畫作，都是在他與病魔對抗的期間完成的。其中包括了曾經創下有史以來畫作拍賣最高價紀錄的《嘉舍醫師的畫像》。在畫中，醫師身穿藍色大衣，右手托頭做思考狀，左手則拿著一株毛地黃。梵谷筆下那嘉舍醫師皺眉思索的表情，或許正是病人對疾病痛苦的投射。而毛地黃在現代醫學發展的角色，主要也是拿來萃取強心劑之用。

綜觀哥白尼的一生，雖然最令人印象深刻的是他的天文學成就，但有趣的是，他其實是在醫師及教士的正職間抽空進行天文觀測及研究，或許這世界便是如此的奇妙吧。柯南‧道爾爵士（Sir Arthur Ignatius Conan Doyle）也是在忙碌的行醫生涯中寫作，在他筆下卻創造出史上最偉大的名偵探「福爾摩斯」；而菲律賓國父荷西‧黎剎（José Rizal），也是以一位醫師的身分在閒暇時進行自己的研究及投身政治，最後促成了菲律賓的民族自決與獨立建國。前人這些

偉大的足跡，都讓我了解到除了充實醫學知識和臨床能力之外，培養自己的興趣及對社會的關懷，也是自己行醫生涯中不可或缺的另一部分。

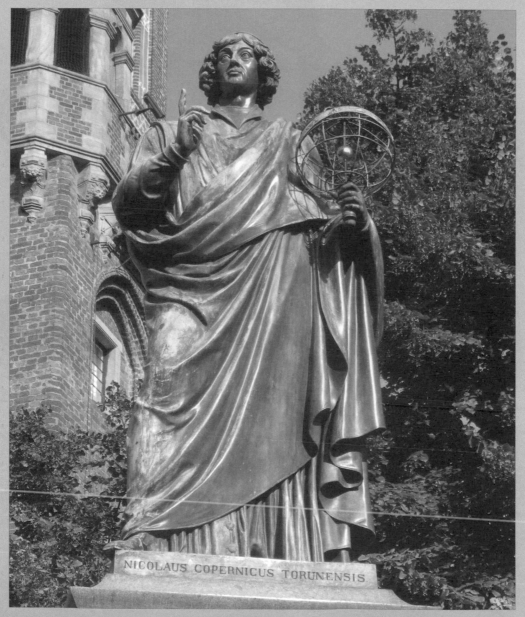

NICOLAUS COPERNICUS TORUNENSIS

葉　衡 9801117

上圖：手持天文儀器的哥白尼雕像

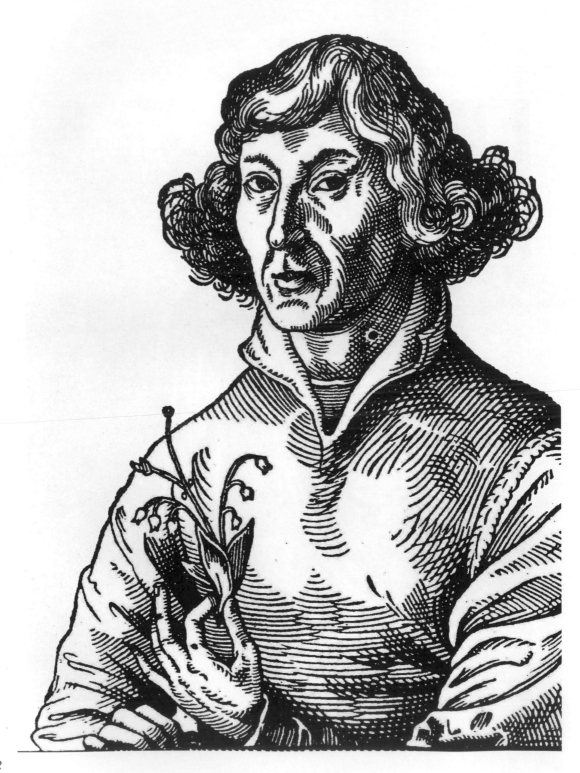

在化學製藥還未開發之前，藥物主要是從植物中萃取提煉，因此手拿藥草就成了象徵醫師這職業的圖騰之一。題目附圖中哥白尼手裡拿的是山谷百合（Lily of the valley），也就是鈴蘭，又稱風鈴草。它有強心利尿作用，植物雖有毒性，但適當調整劑量仍能用於臨床治療。

哥白尼的「日心說」或「地動說」震古鑠今，後人都知道他是一位偉大的天文學家。但是在他的年代裡，哥白尼是一位知名的波蘭神職人員，同時也是一位稱職的醫師，當時只有少數的科學同好才知道哥白尼傑出的天文成就。

在中世紀的歐洲教會權勢力量強大，聖經就是上帝的語言；就是神的旨意。聖經裡面講的地球是不會動的，加上之前已深植人心的羅馬帝國時期埃及學者托勒密的「地心說」，大眾也普遍認為地球是宇宙的中心。哥白尼若是當時就發表地球是繞著太陽運行，在那個君權神授的時代一定會被當成邪說，任何違背神的思想行為，後果將是不堪設想！因此在哥白尼有生之年他不曾發表他的曠世巨作。

目前已知道最早的望遠鏡出現在 1608 年，是由德國人漢斯李普希（Hans Lippershey, 1570-1619）所發明的，哥白尼在 1546 年去世，因此他所有的天文觀測資料，都是靠肉眼、有限的儀器測量、以及

左圖：手拿山谷百合的哥白尼

前人的資料加上自己的數學計算而得到。所以在一般的畫作或雕像中，哥白尼手中拿的大部分是與代表他一生中最重大發現有關的天文儀器，這其中從沒出現過望遠鏡！

哥白尼死後21年，他的天文接棒者義大利學者伽利略出生（Galileo Galilen, 1564-1642）。透過自己製造的改良式望遠鏡觀察，伽利略證實了百年前哥白尼的預言：「如果肉眼看得清楚的話，金星與月亮一樣有陰晴圓缺。」證明行星是繞著太陽轉而不是地球！

伽利略借助望遠鏡而看得更遠更清楚，他發現木星衛星中的四顆，像地球的月亮一樣繞著木星運行。因此伽利略支持哥白尼的地動

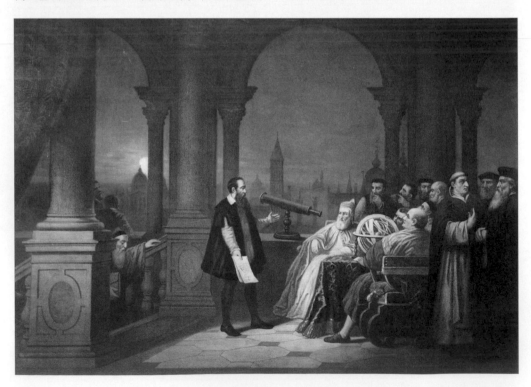

說！我們看伽利略的肖像畫，早期的天文望遠鏡常常出現在其中。

哥白尼一生都不曾間斷過醫療工作，除了擔任教會的管理職務，他還是一位全職的醫師。哥白尼從義大利著名的醫學學府帕多瓦大學（University of Padua）學成回到波蘭後，就一直為教區的主教、工作人員、還有一般平民看診，他不僅診斷疾病照顧病人，還親自為病患製作處方藥。哥白尼求學時期正是文藝復興開始崛起之際，義大利是歐洲學術中心，他在義大利留學時的所學所聞，無論是醫學或科學，都影響了他往後的一生！哥白尼的醫術應該很高明，在他晚年的時候曾接受王室的請託，前往醫治公爵的顧問，當時公爵的醫師對顧問的病情束手無策，但在哥白尼的照顧之下，一個月後病人就得以恢復健康。

當神學與實證科學相遇時，哥白尼選擇他所看到、所相信的事，天文學是哥白尼業餘的嗜好，但其成就反而讓他名留青史。因此後人便逐漸忽略了他也曾是一名懸壺濟世的良醫。

自古醫師診療的對象上至王公貴族，下至貧民乞丐，什麼樣的人會得什麼的病，常有脈絡可尋。因此人文知識愈豐富，就愈容易與病人用屬於他們的語言來溝通，有好的醫病關係才會有好的醫療成果。所以醫學教育要培養的不僅是醫學知識，還有多層面包括悲天

左圖：伽利略向威尼斯總督 Leonardo Donato 展示望遠鏡

憫人在內的人文關懷。也許就是因為這樣的養成背景，讓許多醫師多才多藝興趣廣泛，在原本的醫學之路以外再創新局，發展出另外一片天空，而他們原來的醫師身份反而被淡忘。

歷史上還具有醫師身份並在肖像畫或雕像中常出現手拿植物的知名人物就是瑞典現代生物分類學之父卡爾林奈（Carl von Linne, 1707-1778），他手中拿的就是他最喜歡的忍冬科植物 Twin flower，林奈的老師葛羅諾維斯（Jan Frederik Gronovius, 1686-1762）以林奈的「姓」命名為 Linnaea borealis。不過，很明顯的，林奈對植物學的熱愛遠超過醫學，他不像哥白尼終生行醫而把天文學當業餘興趣，他很早就成了醫界的逃兵，全心致力於研究植物，當時他是全世界第一位專教植物學的教授。

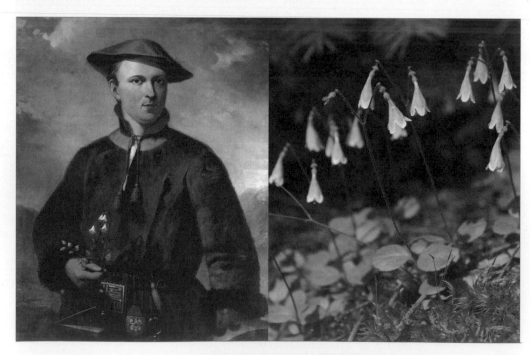

從 15 世紀開始的歐洲探索時代，又名地理大發現，到林奈的時代已是尾聲。短短兩個世紀環球航行探險的結果，從世界各個角落發現累積的動植物新物種，遠遠超過人類歷史曾有的記載。發現新物種的探險家或科學家，無論是國籍、語言、文字都不盡相同，同一種動植物卻有許多名稱，這種亂象急需解決。

林奈一生最大的成就，就是發明「二名法」，用拉丁文命名，方法簡便又不會重疊，將原本龐雜無章的動植物名稱有系統的分類，並整理成一門獨立的重要科學，使生物學能與物理化學鼎足而立。科學界認為林奈在生物學上的成就有如牛頓在物理學上的貢獻，我想，林奈手上的那株林奈草，象徵他是位植物學家遠多於代表他是一位醫師！

藝術作品中最常被探討的植物，莫過於梵谷畫筆下嘉舍醫師手中的 Foxglove 了（Foxglove 能提煉毛地黃）。嘉舍醫師手握植物象徵著他的職業，但為什麼是毛地黃呢？在 19 世紀藥物不是很發達的年代裡，毛地黃的確有被用來治療一些精神疾病，包括震顫性譫妄（delirium tremens）、躁鬱症、或是提振精神。有人說梵谷晚年接受毛地黃的治療，而此藥物副作用之一就是會引起視覺上對顏色認知的改變。因此，他後期作品的主色調都偏向黃綠色，包括星夜（Starry night）、向日葵（Sun flowers）、臥室（The

左圖：現代生物分類學之父卡爾林奈與 Linnaea borealis（Twin flower）　　*187*

bed room）、夜間咖啡店（The night cafe）等等。其實，嘉舍醫師這幅畫最讓人印象深刻的，莫過於畫中主人翁那雙充滿憂鬱的眼神！梵谷第一次與嘉舍醫師見面後，曾寫信給他弟弟西奧說：「我完全不能相信這位醫師，他看起來病得比我還嚴重。一個盲人被另一個瞎了眼的人帶路，他們不是雙雙都會跌入深溝中？」。可是，在梵谷認識嘉舍醫師幾天之後，梵谷曾寫信給他妹妹薇兒米納（Willemina）說：「嘉舍醫師真是位好朋友，就像我的另一個兄弟，不管是在生理或心理上，我們兩個有太多相似之處！」。不知道他們是否因為同病相憐而患難見真情。這不禁讓人聯想：梵谷是在畫嘉舍醫師本人或是透過他在畫自己的心情？所以嘉舍醫師手中的毛地黃，除了醫治梵谷外是不是也在治療他自己呢？如果，肖像畫手中拿的是代表自己的職業或是興趣，你拿的會是什麼呢？

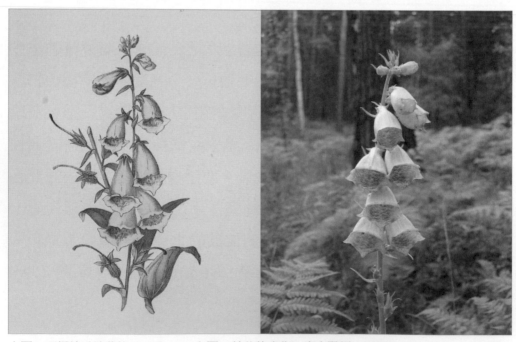

上圖：可提煉毛地黃的 Foxglove；右圖：梵谷的畫作：嘉舍醫師，1890

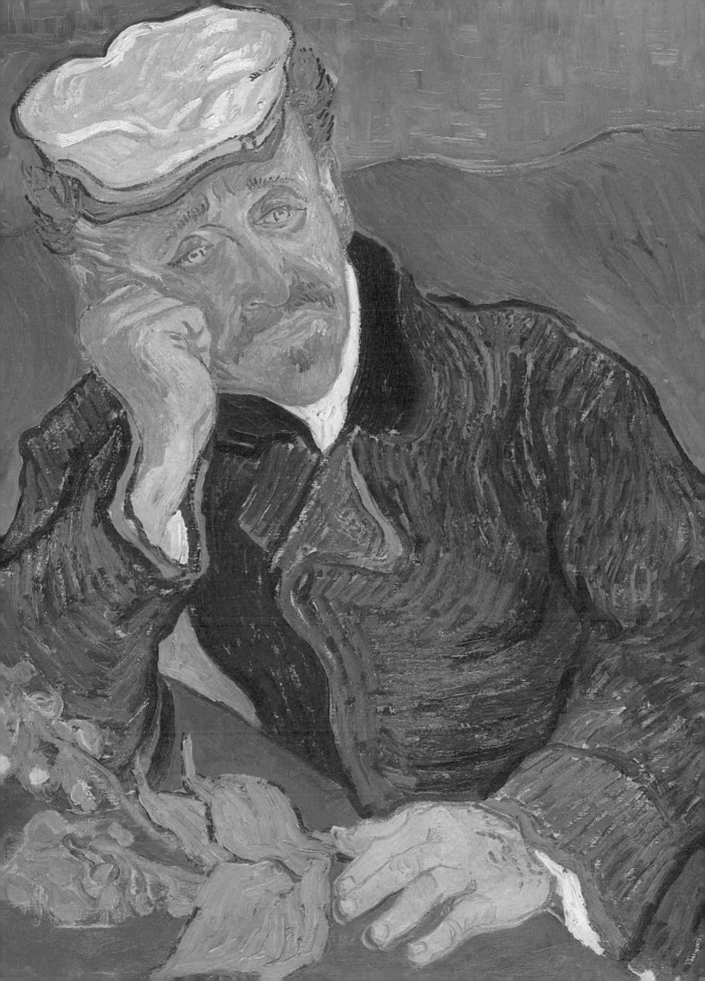

圖說目錄

Jim Kuhn, Wikimedia Commons.

P50：Rod of Asclepius, Stone Carving, Free Picture from Pxhere.

P52：Diagram of the Solar SystemImage showing positions and names of planets in the Solar System, Wikimedia Commons.

P53：Bartholomeus Spranger-Hermes and Athena 1585, Fresco by Bartholomeus Spranger (1546–1611), Wikimedia Commons.

P54：Greece 10000 Drachmen 1995, Worbes Verlag

P55：Statue of Asclepius, Uploaded by Carole Raddato.

兩幅畫 - 要怎樣才是個好醫師

P56、P58、P60：The Doctor, Reproduction of Luke Fildes' painting by Joseph Tomanek, 1933, Wikimedia Commons.

P56、P59、P65：Doctor and Doll, Norman Rockwell, 1929, WikiArt.

P62：Book's Cover: When Doctors Become Patients, Robert Klitzman, Oxford University Press.

甘地的飲食 - 營養學

P66：Gandhi, Marseille, 1931, Gandhi brought with him from India two goats to provide his daily ration of milk.

P68：Mahatma Gandhi eats his last meal before the start of his fast in Rajkot, in 1939, Old Indian Photos, Wikimedia Commons

P70：USSR stamp: Mahatma Gandhi. Series: Birth Centenary of Mohandas Karamchand (Mahatma) Gandhi, Preeminent Leader of Indian Independence Movement (1869-1948)

P73：Reconstructed Gandhi bedroom in the Gandhi Museum, New Delhi, Wikimedia Commons.

P74、P75：甘地喜歡吃的食物，免費圖庫

P75：Food Guide Pyramid - A Guide to Daily Food Choices, Department of Agriculture. Food, Nutrition, and Consumer Services. Center for Nutrition Policy and Promotion. National Archives and Records Administration.

第三把飛刀 - 邏輯推理

P76：Sherlock Holmes in "The Man with the Twisted Lip", which appeared in The Strand Magazine in December, 1891, Early illustration of Sherlock Holmes by Sidney Paget

P79：Tess Gerritsen's Novel - "Harvest", September 1996, book cover from tessgerritsen.com.

P79：Tess Gerritsen, Verlagsgruppe Random House (Derek Henthorn), Wikimedia Commons.

P81：Holmes and Watson in Watson's consulting room, Wellcome Images, Wikimedia Commons.

P87：第四把飛刀，插畫，繪圖：妙

鈔票中也有人文

P88：Greece 10000 Drachmen 1995, Worbes Verlag

P90：Maldives 50 Rufiyaa, Robert's World Money

P91：New Zealand cash, money or currency. Notes and coins, Stock Photo from 123rf.

P92：Japanese 1000 yen banknote and coins, Free Photos from freebie.photography.

P94：Greece 10000 Drachmen 1995, Worbes Verlag

P95：Schilling banknote Karl Landsteiner front back, Wikimedia Commons.

P96：Banknotes of the Australian dollar, circulated from 1973 and 1995, taken from the Reserve Bank of Australia website.

P97、P98、P99：新台幣設計

P100：冬季的玉山主峰（於氣象站拍攝）Photograph via Dragons70c, Wikimedia Commons.

P100：台灣國寶植物玉山薊，Photograph via P1340, Wikimedia Commons.

P100：帝雉（Mikado Pheasant）是台灣特有的長尾雉屬鳥類，分布於台灣的中、高海拔山區。Photograph via Snowyowls, Wikimedia Commons.

P101：An image of Clara Schumann from an 1835 lithograph by Andreas Staub was featured on the 100 Deutsche Mark banknote from 2 January

1989 until the adoption of the euro on 1 January 2002. Wikipedia: Clara Schumann.

P102：Robert Schumann (1839), lithograph by Josef Kriehuber, Wikimedia Commons.

P102：Clara Schumann (1857), Autotypie by Franz Hanfstaengl, Wikimedia Commons.

P103：Europe money, Free Photo from pxhere

羅丹 - 沉思者

P104：Rodin's The Thinker at the Musée Rodin, Wikimedia Commons.

P107：August Rodin photographed in his studio by Paul François Arnold Cardon a.k.a. Dornac (1858–1941), Wikimedia Commons.

P107：Camille Claudel atelier, Camille and Jessie Lipscomb (on the right), Wikimedia Commons.

P108：Auguste Rodin's - "The Walking Man" (bronze,1877-78), Musée d'Orsay, Paris, Photograph via Spencer Means.

P109：Auguste Rodin's - "The Thinker", Wikimedia Commons.

P110：Auguste Rodin's - "The Thinker", Free Photos from pxhere.

P111：Middelheim Rodin Balzac 1892, © Ad Meskens / Wikimedia Commons

P112：Auguste Rodin's - "The Kiss", Photograph via torbakhopper.

P114：The Gates of Paradise by Lorenzo Ghiberti at Florence, Photography via Yair Haklai, Wikimedia Commons.

P117：Auguste Rodin's - "Pygmalion and Galatea", Wikimedia Commons.

P119：東京國立西洋美術館，羅丹的作品 - 沉思者，Photograph via henchstudio.

P120：地獄之門的細部（羅丹美術館），Wikimedia Commons.

P121：東京國立西洋美術館，羅丹作品 - 地獄之門，Photograph via henchstudio.

史懷哲 - 敬畏生命

P122：摩納哥紀念史懷哲八十歲誕辰郵票，1955，集郵網站 brumstamp.com.

P124：1953 年史懷哲獲得諾貝爾獎當年肖像及簽名，圖片來源：諾貝爾基金會，Wikimedia Commons.

P126：Albert Schweitzer Complete American Columbia Records, tidal.com.

P127：史懷哲彈奏管風琴，1950，Photo:Unknown / Oslo Museum.

P129：在工作室裡 Pieter de Monchy 為荷蘭 Deventer 設計的史懷哲雕像，Wikimedia Commons.

P131：Albert Schweitzer's Pharmacy, Photograph via David Stanley. Flickr.

P132：Pieter de Monchy 為 Deventer 城設計的史懷哲雕像揭幕典禮，Kleindochter Christiane Eckert onthult het beeld van Albert Schweitzer, 1975, National Archief.

P134：雕刻家 Otto Leiber 與即將完成的史懷哲半身雕像，1929, Wikimedia Commons.

P135：Albert Schweitzer Museum, Photograph via David Stanley. Flickr.

P137：Albert Schweitzer in Lambarene 1964 (By Gert Chesi), Wikimedia Commons.

P138：荷蘭 Deventer 城的史懷哲雕像，Deventer, Photography via G.Lanting, Wikimedia Commons.

P140：紀錄史懷哲彈奏管風琴募款事蹟的告示牌，Wikimedia Commons.

P143：威瑪的史懷哲非洲行醫雕像，by Gerhard Geyer, Wikimedia Commons.

P145：亞伯特庫克醫師在烏干達，1897, Wikimedia Commons.

P147：Portrait of A. Schweitzer by J. Enge, Welcome Images.

沙利竇邁生命 - 凱西醫師 ~ 勇氣

P148：沙利竇邁受害兒童，World Press Photo 1963 . Reportage van Eddy van de Veen "Thalomide Babies", National Archief.

P151：Frances Oldham Kelsey，Public Domain.

P151：接受表揚的凱西醫師和甘迺迪總統，Wikimedia Commons.

P153：凱西醫師和甘迺迪總統在簽署相關法案的場合，Photography via FDA.

P154：Frances Oldham Kelsey and a set of scales, Source: National Library of Medicine, History of Medicine Collection, Public Domain.

P155：Thalidomide, U.S. Government Works, The U.S. Food and Drug Administration.

P157：Recruitment poster for the U. S. Civil Service, The U.S. Food and Drug Administration, Public Domain.

P158：Dr. Frances O. Kelsey, pictured in the 1960s, The U.S. Food and Drug Administration, Public Domain.

P160：第一屆凱西獎頒獎典禮，Sep. 15, 2010, The U.S. Food and Drug Administration, Public Domain.

P161：Vivien Thomas (1910-1985), Source: Blackpast.org, Public Domain.

巴拿馬運河 - 傳染病防治

P162：Kentuckian (large ship with black hull) transits the Panama Canal, Detroit Publishing Company, U.S. Library of Congress, Pulic Domain.

P165：Panama Canal Gatun Locks opening, Photography via Stan Shebs, Creative CC.

P166：Map of the Panama Canal, Thomas Römer/ OpenStreetMap data. Creative CC.

P168：Jean-Paul Rodrigue, How serious are the alternatives to the Panama Canal?

P169：Ferdinand de Lesseps, Public Domain.

P171：Walter Reed National Military Medical Center, Bethesda, Maryland, United States, Public Domain.

P171：Portrait of Walter Reed, Portrait of Walter Reed, taken in Washington D.C. at the age of 31, Wellcome Images. Creative CC.

P172：Clara Maass 13 cent stamp, Public Domain.

P173：John F. Stevens, George W. Goethals, William C. Gorgas, Carlos Finlay, Public Domain.

P174、P175："After" and "Before" Photograph of the Panama Canal, This after photograph of the Panama Canal was used as a guide in the construction of the Cape Cod Canal by the U.S. Army's Office of the Chief Engineers, 1914, Public Domain.

哥白尼及嘉舍醫師 - 工作與興趣

P176：Nicolaus Copernicus, Woodcut by Tobias Stimmer, 16th Century, Upload by Margaret Maloney, Flickr, Creative CC.

P176：Vincent van Gogh - Dr Paul Gachet - Google Art Project, 1890, Musée d'Orsay, Public Domain.

P178：Nicolaus Copernicus, Public Domain.

P181：Nicolaus Copernicus, Photography via Jason Riedy, Creative CC.

P182：Nicolaus Copernicus, Woodcut by Tobias Stimmer, 16th Century, Upload by Margaret Maloney, Flickr, Creative CC.

P184：Imaginative painting showing Galileo Galilei displaying his telescope to Leonardo Donato, Henry-Julien Detouche, Public Domain.

P186：Carolus Linnaeus by Hendrik Hollander 1853, Hendrik Hollander, Source:University of Amsterdam, Public Domain.

P186：Linnaea borealis, Rainy River, Turtle River Provincial Park, Ontario, Canada. Public Domain.

P188：Foxglove, Illustrator via Biodiversity Heritage Library (BHL), Public Domain.

P188：Digitalis grandiflora, Photography via Sergey M. Sazhin, GNU General Public License

P189：Vincent van Gogh - Dr Paul Gachet - Google Art Project, 1890, Musée d'Orsay, Public Domain.

P196：P196：Grenada 2015 MNH Vincent van Gogh Sunflowers Dr Gachet 6v M/S Art Stamps. 個人收藏。

作者簡介：曾思文

美國費城賓州大學醫學院病理研究所哲學博士，畢業於中山醫學大學醫學系。曾服務於國家衛生研究院癌症組，中山醫學大學醫學院及附設醫院。目前任職於羅東博愛醫院。

參與學員

國家圖書館出版品預行編目（CIP）資料

那一年我們在杏林裡找人文　／　曾思文著．-- 初
版．-- 台北市：致出版，2020.06
　　面；　　公分
ISBN 978-986-98863-8-3（平裝）

1. 醫學教育　2. 人文教育

410.3　　　　　　　　　　　　　　109008888

那一年我們在杏林裡找人文

作　　者／曾思文

執行企劃／盧思淑

美編設計／梁翰琦（henchstudio）

出版策畫／致出版

製作銷售／秀威資訊科技股份有限公司

114 台北市內湖區瑞光路 76 巷 69 號 2 樓

電話：+886-2-2796-3638

傳真：+886-2-2796-1377

網路訂購／秀威書店：https://store.showwe.tw

博客來網路書店：https://www.books.com.tw

三民網路書店：https://www.sanmin.com.tw

金石堂網路書店：https://www.kingstone.com.tw

讀冊生活：https://www.taaze.tw

初版一刷／ 2020 年 6 月　　　定　　價／ 420 元

後頁附圖：格瑞那達梵谷紀念郵票, 2015

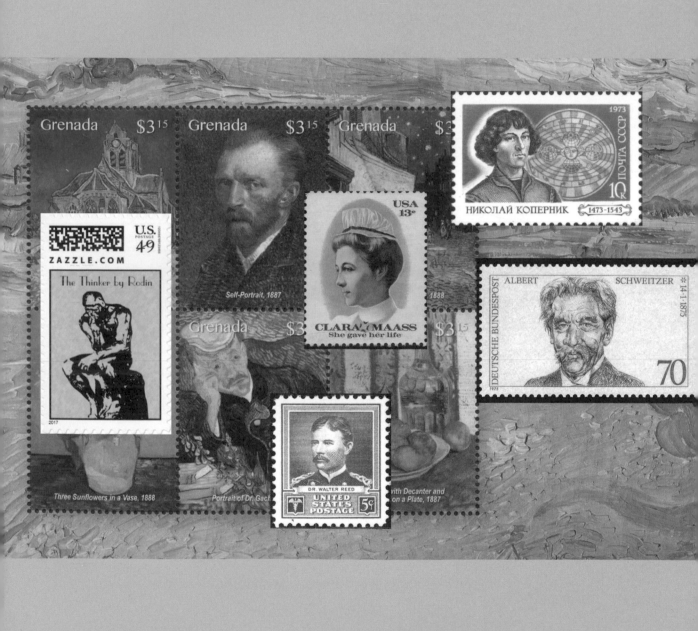